U0333330

中国医学临床百家

张文芳 / 著

高原眼底病

2023 观点

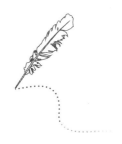

科学技术文献出版社
SCIENTIFIC AND TECHNICAL DOCUMENTATION PRESS

·北京·

图书在版编目（CIP）数据

高原眼底病2023观点 / 张文芳著. —北京：科学技术文献出版社，2023.4
ISBN 978-7-5235-0136-8

Ⅰ.①高…　Ⅱ.①张…　Ⅲ.①高原医学—眼底疾病—防治　Ⅳ.① R773.4

中国国家版本馆 CIP 数据核字（2023）第 057841 号

高原眼底病2023观点

策划编辑：蔡　霞　　责任编辑：蔡　霞　　责任校对：张永霞　　责任出版：张志平

出　版　者　科学技术文献出版社
地　　　址　北京市复兴路15号　　邮编　100038
编　务　部　(010) 58882938，58882087（传真）
发　行　部　(010) 58882868，58882870（传真）
邮　购　部　(010) 58882873
官方网址　www.stdp.com.cn
发　行　者　科学技术文献出版社发行　全国各地新华书店经销
印　刷　者　北京地大彩印有限公司
版　　　次　2023 年 4 月第 1 版　2023 年 4 月第 1 次印刷
开　　　本　710×1000　1/16
字　　　数　43千
印　　　张　5.75
书　　　号　ISBN 978-7-5235-0136-8
定　　　价　88.00元

序
Preface

韩启德

　　欧洲文艺复兴后，以维萨利发表《人体构造》为标志，现代医学不断发展，特别是从 19 世纪末开始，随着科学技术成果大量应用于医学，现代医学发展日新月异，发生了根本性的变化。

　　在过去的一个世纪里，我国现代化进程加快，现代医学也急起直追。但由于启程晚，经济社会发展落后，在相当长的时期里，我国的现代医学远远落后于发达国家。记得 20 世纪 50 年代，我虽然生活在上海这个最发达的城市里，但是母亲做子宫切除术还要到全市最高级的医院才能完成；

我患猩红热继发严重风湿性心包炎，只在最严重昏迷时用过一点青霉素。20 世纪 60—70 年代，我从上海第一医学院毕业后到陕西农村基层工作，在很多时候还只能靠"一根针，一把草"治病。但是改革开放仅仅 30 多年，我国现代医学的发展水平已经接近发达国家。可以说，世界上所有先进的诊疗方法，中国的医生都能做，有的还做得更好。更为可喜的是，近年来我国医学界开始取得越来越多的原创性成果，在某些点上已经处于世界领先地位。中国医生已经不再盲从发达国家的疾病诊疗指南，而能根据我们自己的经验和发现，根据我国自己的实际情况制定临床标准和规范。我们越来越有自己的东西了。

要把我们"自己的东西"扩展开来，要获得越来越多"自己的东西"，就必须加强学术交流。我们一直非常重视与国外的学术交流，第一时间掌握国外学术动向，越来越多地参与国际学术会议，有了"自己的东西"也总是要在国外著名刊物去发表。但与此同时，我们更需要重视国内的学术交流，第一时间把自己的创新成果和可贵的经验传播给国内同行，不仅为加强学术互动，促进学术发展，更为学术成果的推广和应用，推动我国医学事业发展。

我国医学发展很不平衡,经济发达地区与落后地区之间差别巨大,先进医疗技术往往只有在大城市、大医院才能开展。在这种情况下,更需要采取有效方式,把现代医学的最新进展及我国自己的研究成果和先进经验广泛传播开去。

基于以上考虑,科学技术文献出版社精心策划出版《中国医学临床百家》丛书。每本书涵盖一种或一类疾病,由该疾病领域领军专家撰写,重点介绍学术发展历史和最新研究进展,并提供具体临床实践指导。临床疾病上千种,丛书拟以每年百种以上规模持续出版,高时效性地整体展示我国临床研究和实践的最高水平,不能不说是一个重大和艰难的任务。

我浏览了丛书中已经完稿的几本书,感觉都写得很好,既全面阐述了有关疾病的基本知识及其来龙去脉,又介绍了疾病的最新进展,包括笔者本人及其团队的创新性观点和临床经验,学风严谨,内容深入浅出。相信每一本都保持这样质量的书定会受到医学界的欢迎,成为我国又一项成功的优秀出版工程。

《中国医学临床百家》丛书出版工程的启动,是我国现代医学百年进步的标志，也必将对我国临床医学发展起到积极的推动作用。衷心希望《中国医学临床百家》丛书的出版取得圆满成功！

　　是为序。

2016 年作于北京

作者简介
Author introduction

张文芳，主任医师，教授，医学博士，博士研究生导师。兰州大学第二医院副院长、甘肃省领军人才。中华医学会眼科学分会委员，神经眼科学组、防盲学组委员；中国医师协会眼科医师分会常务委员，神经眼科学组副组长、防盲学组委员；中国女医师协会眼科专业委员会副主任委员，玻璃体视网膜学组和人文学组组长；中国研究型医院学会神经眼科专业委员会副主任委员；中国预防医学公共卫生眼科专业委员会委员；国家眼部疾病临床医学研究中心分中心及甘肃省眼科临床医学研究中心主任；甘肃省医学会眼科学分会主任委员；甘肃省医师协会眼科医师分会首任和候任会长；甘肃省眼科疾病质量控制中心主任；甘肃省眼科疾病干部保健中心主任；甘肃省医学会眼科学分会神经眼科学组组长；甘肃省防盲技术指导组组长；甘肃省儿童青少年健康指导中心常务副主任；甘肃省儿童青少年近视防控专家组组长。担任《中华眼底病杂志》《中华眼科杂志》等9个杂志编委。

长期致力于甘肃省眼科事业的发展，创建甘肃省玻璃体视网膜专业和神经眼科，规范甘肃省玻璃体和视网膜疾病的诊断和治疗，将兰州大学第二医院打造成为眼底病诊疗基地和眼科疑难重症的诊疗基地。长期致力于高原眼病的防治、发病机制的研究及流行病学调查，为全国防盲治盲规划的制定提供了翔实的资料和有力的理论依据，参与制定多项国家指南和专家共识。开展具有地方特色的科学研究，建立甘肃省儿童低视力、近视防控模式及眼科慢性病防控模式。

先后主持完成高原眼病的流行病学调查和发病机制的研究、中医药对大鼠高海拔视网膜病变的预防及治疗、甘肃省城乡青少年近视流行病学调查与对策研究、高海拔与近视等20余项课题；获得省市级成果奖励16项，发表论文70余篇；获中国眼科医师奖、中华医学会眼科学会奖、甘肃省"五一巾帼奖"、甘肃省医师奖、甘肃省眼科突出贡献奖等多项荣誉；培养博士和硕士研究生60余名。

前 言
Foreword

近年来，各行业人员进入高海拔低压缺氧地区的需求逐渐增加，或因工作需要，或因度假旅游等，每年类似这种人群都以数以百万计的惊人数字出现，高海拔低氧相关疾病就成了一个被大家日益重视的公共卫生健康问题，面对日益增多的高海拔相关疾病，如何有效预防、快速治疗就成了各科医生及公共卫生相关部门人员将要面对的重要挑战。

处于高原环境中人会出现头痛头晕、乏力纳差、恶心呕吐、入睡困难等各种不同程度的病理表现，更加严重的会有高原肺水肿、高原脑水肿，即为高原病。根据是否在高原久居及是否有高原习服将高原病分为急性高原病和慢性高原病两种。急性高原病（acute mountain sickness, AMS）是指非高原地区人员迅速进入海拔 3000 m 以上的高原低压缺氧地区后，突然出现的多种缺氧相关非特异性临床综合征。慢性高原病（chronic mountain sickness, CMS）是指世代居住在高原者或因各种原因常年生活在海拔 2500 m 以上地区者，因长期缺氧，已经能够适应高原低压缺氧，以机体出现高浓度血红蛋白等体征为特点的临床综合征，最常见的是红细胞明显增多（女性 Hb ＞ 19 g/dL，男性 Hb ＞ 21 g/dL）。迁往低海拔地区生活居住后上述临床症状减轻或消失，重返高原后则上述症状再次出现。高原病的根本因素是缺氧，急性缺氧或者慢性缺氧则是划分急、慢性高原病的主要依据。

高原眼病症状主要表现角膜水肿，严重时可导致视觉异常，以及视觉对比敏感度下降、空间视觉障碍、视野缩小（周边视野受损）、眼部肌肉调节功能障碍、其他易被发现的症状还有球结膜血管迂曲、扩张，翼状胬肉，临床常见的为慢性角结膜炎和提早发生的白内障。多数患者有短期或永久性的视功能障碍和眼部损害。

随着研究的深入，高海拔视网膜病变越来越受到重视。高海拔视网膜病变主要表现为视网膜血管病变，早期视网膜动脉痉挛、静脉扩张迂曲，逐渐出现弥漫性或点状周边部视网膜出血，还会有视盘周围充血、水肿及视网膜棉绒斑。其发病机制与糖尿病视网膜病变、中央静脉阻塞等疾病极其相似。

本人长期在高原地区开展眼病防治工作，诊治了许多来自甘肃、青海、西藏的眼病患者。这些眼病除具有各种疾病本身的特点外，高原寒冷、低氧环境也使得疾病的发展和转归更加复杂，预后远远低于平原地区。受这些地区医疗条件的限制，许多患者无法得到及时治疗，成为盲人和低视力者。2003年9月我有幸成为北京大学人民医院黎晓新教授的博士，她鼓励和支持我积极开展高原眼病的防治工作，博士研究生论文也确定为《青藏高原地区眼底病流行病学的调查》。2004年4月我开始组建流调团队，带领兰州大学第二医院陈盛举主任、律鹏主任，甘肃宝石花医院戴雁主任，天祝县医院薛仁贵医师，以及青海果洛藏族自治州的眼科工作者一起在青海玛沁县开展藏族大规模高原眼病的流行病学调查，了解高原地区致盲眼病的疾病谱和流行特点。2个多月间我们从海拔3000 m向5400 m迁徙跋涉，深入转战在玛沁县的各个村镇，喝着烧不开的水，吃着煮不熟的饭，用牛粪取暖，忍受和克服着高原反应，力所能及地培训当地的医务工作者并开展白内障手术等医疗活动。高原地区工作的经历，让我目睹了许多患者由于延误治疗致盲，也深刻体会到了高原地区民众深受高原缺氧环境、交通不便、缺医少药的困难。另外，我们携带的氧气还挽救了雪山乡一名病情危重的孕妇，携带的一些药品也解决了一些牧民的燃眉之急。

调查结果显示玛沁县盲和低视力患者远远高于内地，白内障、眼底病和白内障术后并发症是这个地区排名前三的致盲眼病，充分说明高原眼底病防治、白内障及其手术治疗技术提高的重要性。随后我的学生律鹏主任、史凯主任（博士研究生、重庆医科大学附属第一医院副教授）、周晓燕医师（硕士研究生）先后在青海泽库县、河南县开展不同民族致盲眼病的流行病学调查，均得到同样的结论。这些调查结果为高原地区防盲治盲提供了重要的依据。2007年起兰州大学第二医院眼科陆续在甘肃省开展不同民族和地区的眼病流行病学调查，先后承担甘肃省多项重大专项，调查结果也为甘肃省"十二五"防盲规划和"十三五"眼健康规划奠定了基础。为了进一步研究和探索高原眼病的发病机制和防治，我们开始筹建高原眼病实验室，建立高原视网膜疾病动物模型，并研究红景天、黄芪、丹参和党参等中药对高原视网膜疾病的预防和治疗作用，取得了可喜的成果。目前已经开始启动高海拔下老年性黄斑变性、糖尿病视网膜病变、近视等疾病的相关研究。感谢我的团队成员杨义（博士研究生、副主任医师）、李玉婷（主治医师、在读博士)、李志(主治医师、在读博士)、黄海香(在读博士、中山眼科中心)、赵鑫(硕士研究生、主治医师)等做出的贡献。感谢陶明主任医师、王玉萍主任医师、李艳副主任医师、杜宁副主任医师提供的病例。

完成此书的撰写，是对我们前期工作的阶段性总结，涵盖了我们的一些研究结果，希望能为眼科同道提供一些有关高原眼底病防治的知识。

由于开展相关研究的同道较少，我们无法借鉴，对问题的认识和研究存在不足，希望在未来的工作中能够继续进步。由于笔者水平有限，著书难免存在错误，恳请眼科同道谅解并批评指正。

在此谨向所有为本书或相关研究做出贡献的老师、学生和同道表示诚挚的感谢！

张文芳

目 录

Contents

高原病

1. 高原地区特点

（1）高原地区及人口分布

高原（high altitude）是指海拔高度在 1000 m 以上，地势相对或者有一定起伏的广阔地区。高原是人类活动主要场所之一，2 万年前人类就在世界各地的高原长期居住。全世界高原面积占陆地面积的 45%，海拔 3000 m 以上的面积占 2.5%，居住人口超过 5 亿（占全世界人口的 12%）。中国高原面积占陆地面积的 33.3%，海拔超过 3000 m 的面积占 26.8%，居住人口超过 6000 万（2000 年）。虽然我国各省（自治区、直辖市）人口与面积不成正比，但高原地区的人口不断增加，是世界上居住在高原高山地区人口最多的国家，远远超过南美洲高原人口的总和。

我国的高原居民主要分布在青藏高原、黄土高原、内蒙古高原、云贵高原及不同海拔的高山上。青藏高原是世界上最大最高的高原，号称"世界屋脊"，分西藏高原和青海高原，位于北纬28°～40°、东经78°～103°，东西长3000 km，南北宽1500 km，面积2 300 000 km²，海拔在3000～5000 m，部分地区超过6000 m，平均在4500 m。青藏高原属高寒地带，气候独特，世界上少有。且地势高耸，境内高山峻岭矗立，谷地和盆地纵横交错，地形十分复杂，加之深居内陆，因此，形成了世界上一个独特的地理单元，促成了高原气候。在形成高原气候的各因素中海拔高度起着重要作用。

（2）高原气候特点

高原气候（包括高山气候）主要指海拔3000 m至地面最高点之间特有的气候。地球上的各种生物依赖环境而生存和延续。环境因素很多，其中气候条件是重要的因素之一，对生物的影响很大。气候条件包括气温、湿度、气流、气压、辐射和电离等。决定气候的因素主要有纬度、大气环流、海陆分布形势、洋流、地形结构和空间高度等，其中地形结构和空间高度对气候的影响也很明显。所谓地形结构和空间高度对人体的影响，其实质就是不同的空间高度特有的气候条件对人体的影响。与平原气候相比高原气候有以下不同点：①太阳辐射增强，日照时间长，如青海高原的年总辐射在117～139 kcal/cm²，比同纬度的华北平原、黄土高原高10～40 kcal/cm²，造成辐射能量消耗小、来自太阳的短波紫外线强度也大大增强。从东南向西北年日照时间在 2250 小时（久治）至 3603 小时（冷湖）之间递增，较青海以东同纬度地区的日照时间相应增加 700 多个小时，兰州年平均日照时间为 2446 小时。②大气压和氧分压减低，空气稀薄。海拔 3000 m 高度大气的氧含量为海平面大气氧含量的 72%；5000 m 高度大气氧含量只有海平面的 57%。③大气温度降低，日差大，年差小。海拔 4000 m 以上的青海高原为固定冷区，年平均气温在 -3.8 ~ 3.5℃。④大气绝对湿度降低，降水少，干燥。⑤气流和风与平原不同，风日多，大风多。⑥雷暴、冰雹、霜冻、寒潮等自然灾害多。⑦高山垂直气候明显，有永冻带和冰川。

高原地区大气压降低，特别是大气中的氧含量低，可造成人体的供氧不足，即环境性缺氧，这对于在这种地区生活的人群具有重要的医学意义。在医学上，高原是指使人体产生明显生物学效应的海拔 3000 m 以上的地域。人类绝大部分生活在海拔 5000 m 以下的区域，海拔 5000 m 为人类居住的高度界限，海拔 6000 m 为高等植物的生长界限，海拔 7000 m 为陆地动物的生长界限。由此可见，空间高度对生物，包括人类的生存和生活影响很大。实践证明，随着海拔的增高，人的健康会受到一定影响，并可发生各种疾病。但人类通过利用自己的智慧和劳动，不仅从自然界获取了生活资源，同时也不断地适应自然界，提高在各种自然环境下保护自己健康和生命的能力。

（3）紫外线影响

紫外线是太阳辐射重要的组成部分，波长范围为 200 ～ 400 nm，分为 3 个光谱带，即 UV-A（400 ～ 315 nm）、UV-B（315 ～ 280 nm）和 UV-C（280 ～ 200 nm）。在高山和高原地带空气稀薄，水汽和尘埃减少，紫外线被空气吸收减少，辐射强度增加，特别是短波紫外线增加较为明显。在海拔 4000 m 高原，300 nm 紫外线量较平原增加 2.5 倍。在雪线以上和冰雪覆盖的高山和高原，由于反射增加，人体所受的紫外线辐射量和强度明显增加。海拔愈高，强度愈大，海拔每升高 100 m，紫外线强度增加 1.3%。

2. 高原病是发生于高原低氧环境的一种特发性疾病

高原病指机体对高原环境不适应或失习服导致代偿功能失调的一类特发性疾病，可通过降低海拔或吸入氧气缓解或治愈。根据病情的急缓程度可将其分为急性和慢性两大类。急性高原病（acute mountain sickness，AMS）指高原暴露时，因高原低氧而在数小时至数天内出现的临床综合征，包括急性高原反应、高原肺水肿和脑水肿等。慢性高原病（chronic mountain sickness，CMS）指发生于高原暴露半年以上的高原移居者和原有高原病症状迁延不愈者及少数高原世居者中的一种高原病，包括高原血压异常（高原高血压和低血压）、高原心脏病、高原红细胞增多症和高原衰退。急性高原病根据病情的严重程度又分为轻度和重度，轻度包括急性高原反应和高海拔视网膜病变；重度包括高原脑水肿、高原肺水肿。

从 16 世纪中叶起，由于登山运动的发展，人们对高山、高原疾病逐渐有了进一步的了解，并有了较科学、系统和完整的记载，至今已形成独立的一门医学分科——高原（高山）医学。国内外学者都非常重视高原疾病的研究工作，尤其在高原血流动力学、高原心脏功能、呼吸循环、人体对高原的适应能力等方面取得了很多研究成果。

高原病是发生于高原低氧环境的一种特发性疾病。高原低压性低氧是致病的主要因素。高原地区气压低、缺氧、气候干燥寒冷、日照时间长、红外线及紫外线辐射较强、部分地区终年积雪，这些独特环境对人体及其视觉器官均有着不同的影响。许多研究证实进入高原地区的人群可以发生急性高原病、肺水肿和脑水肿，严重者可致死。对居住在青海海拔 3800 ~ 4200 m 地区的 2239 名居民调查显示：急性高原反应发生率初入高原者 72.8%，重返者 65.4%；高原肺水肿 0.41%，高原脑病 0.08%。慢性高原反应发生率移居者 7.93%；高原心脏病发生率成人移居者 1.28%，世居者 0.42%，小儿移居者 6.79%，世居者未发现。高原地区高血压移居者成人 7.04%，世居者成人 4.31%；高原低血压移居者成人 2.10%；高原低脉压移居者成人 3.74%。由上可见，高原病不但发病率较高，而且除移居者多患外，少数世居者也可罹患。对于高原世居居民有无高原病一直存在两种观点：一种观点认为世居居民已适应了高原环境，因此不应该有高原病；另一种观点则认为人类对环境的适应是有限度的，超过这一限度即会出现病理变化，从而发生高原病。医学科学院基础医学研究所在海拔 3300 m 地区调查 472 人，发生高原肺水肿 1 例、占 0.21%，昏厥 3 例、占 0.64%，单纯急性高原反应约占 50%。医学科学院劳动卫生研究所在海拔 4340 m 地区调查 163 人，结果显示急性高原反应约占 50%，高原肺水肿占 0.78%，慢性高原反应约占 20%。西藏报告急性高原反应发生率为 64.4% ～ 90%。对 214 名 50 岁以上的人进行眼底检查见视神经乳头颜色较深、血管扩张、视网膜反光较弱、色泽较暗。1978 年对生活在海拔 3800 ～ 4200 m 地区的 2293 人进行了高原病的调查，该地平均大气压为 480 ～ 467 mmHg，年平均气温为 –6.3 ℃，日温差约 25 ℃，风速平均为 3.3 m/s，平均年降水量为 341.3 mm，属高山冻土层，草原属高山草甸和沼泽草场，自然条件比较严酷。这 2293 人中，包括世居者 1063 人，移居者 1230 人。调查内容有病史、体格检查、血压、血常规、胸部 X 线片、心电图等，还参考当地有关资料及回顾调查，综合判定。结果发现这些独特环境对人体与视觉器官均有着不同的影响。

高原眼病

3. 高原眼病流行病学调查

2004—2007年我们针对青海高海拔地区做了眼病流行病学调查，并与西藏林周县和北京顺义区的眼病调查进行了比较（表1～表4）。老年性黄斑变性为第一大致盲眼底病，视网膜血管性疾病为眼底病的第二位。白内障手术并发症是青海常见的致盲原因之一，为所有致盲眼病中的第三位。手术多采用囊内术式、手术粗糙及手术医生缺乏经验、术后缺少相应的随诊与护理，导致白内障术后的复明率很低，使得白内障患者从可治愈盲转为不可治愈盲，这是今后白内障复明手术中需要注意的一个重要方面。第四位的致盲眼病是角膜病变，以角膜白斑最为多见，最主要原因仍是感染性角膜炎。其他致盲率较高的眼病有眼球萎缩、屈光不正、弱视、青光眼。黄仪平等对西藏昌都市不同海拔高度的 638 例患者眼底检查的结果发现, 227 例 (35.85%) 患者有眼底改变, 主要表现为血管改变。也有学者认为高原长期居住的健康移民, 其眼底的改变不超过 20%, 改变仅限于视网膜静脉。

表1　青海省三县致盲率与致盲原因比较 (2004—2007 年)

地点	总致盲率 (%)	白内障致盲 眼患病率 (%)	眼底异常致 盲眼患病率 (%)	白内障术后并 发症致盲眼患 病率 (%)	角膜病变致 盲眼患病率 (%)
玛沁县	10.9	52.5	20.5	12.6	9.2
泽库县	9.0	46.3	34.2	8.9	5.3
河南县	9.9	49.0	36.2	6.6	3.9

表2　青海省三县与西藏林周县、北京顺义区盲和低视力的患病率 (%) 比较

地点	单眼低视力	双眼低视力	单眼盲	双眼盲
林周县	3.4	1.7	6.3	2.3
顺义区	6.8	4.5	5.7	1.7
玛沁县	6.9	5.3	6.8	4.1
泽库县	14.8	5.1	7.0	2.0
河南县	15.2	4.7	7.6	2.3

注: 玛沁县、泽库县、河南县低视力与盲患病率高于顺义区。

表3 青海省三县与西藏林周县、北京顺义区不同致盲原因患病率（%）比较

地点	白内障	眼底异常	角膜疾病	青光眼	眼球萎缩	屈光不正及弱视	白内障术后并发症	其他
玛沁县	52.5	20.5	9.2	0.5	2.9	1.3	12.6	0.5
泽库县	46.3	34.2	5.3	1.1	2.9	1.4	8.9	1.1
河南县	49.0	36.2	3.9	0.4	1.6	1.6	6.6	0.7
林周县	55.1	18.3	6.0	5.1	5.4	6.6	–	3.6
顺义区	40.0	15.1	10.3	4.0	3.7	15.3	–	5.4

注：玛沁县、泽库县、河南县白内障、眼底异常的患病率高于顺义区。

表4 青海省三县与西藏林周县、北京顺义区的致盲原因

玛沁县、库泽县、河南县	林周县	顺义区
白内障	白内障	白内障
眼底病	眼底病	屈光不正及弱视
白内障手术并发症	–	–
角膜病	角膜病	眼底病
屈光不正及弱视	屈光不正及弱视	角膜病

4. 高原地区眼表疾病

目前已知缺氧可导致角膜水肿，使视觉、视敏度及对比敏感度降低，引起空间视觉障碍、周边视野缩小、眼肌调节集合功能障碍，球结膜血管扩张、翼状胬肉、慢性结膜炎等。世居海拔 3000 m 以上高原的居民，很多患者双眼球结膜呈紫红色充血，

血管迂曲扩张，以睑裂部最为明显，研究认为这与缺氧和日光中的紫外线有关。藏族主食糌粑、酥油和牛羊肉，从而构成了高脂质、高胆固醇、低维生素的饮食特点，这也是高原地区角膜类脂环较多的原因。大量的流行病学调查结果显示，日光中的紫外线是翼状胬肉发病最主要的环境因素（图1），干燥、风沙、粉尘等也是影响其发病的又一重要环境因素。我们将实验大鼠置于高原模拟舱中，模拟海拔5000 m氧环境，观察到大鼠角膜水肿、厚度增加（图2）。

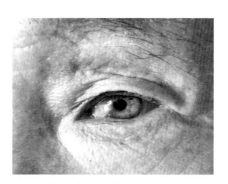

图1 高原地区眼表损伤（翼状胬肉）

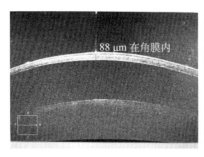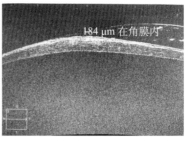

图2 高原模拟舱（5000 m）实验前后大鼠角膜前节OCT

5. 高原地区白内障

高海拔对晶状体的影响更为明显。高原地区白内障的发病率明显高于平原，其患病率与海拔高度密切相关。我国海拔 3000 m 以上的青藏高原地区是白内障的高发病地区，这与红外线辐射、紫外线辐射、高原缺氧、抗坏血酸缺乏等因素有关。流行病学调查显示我国西南地区白内障患病率（如西藏 1.04%、广东 0.69%）明显高于低海拔、低纬度地区（如黑龙江 0.26%）。西藏藏族居民白内障发病率：20 ～ 39 岁者为 0.2%，40 岁及以上者发病率为 11.8%。白内障的类型以皮质型白内障最为常见。2000 年对西藏林周县 40 岁以上的 3153 人进行检查后以小孔视力和世界卫生组织视力损伤标准计算出盲的患病率为 2.3%，而以日常生活视力和视力损伤标准计算出盲的患病率为 3.2%，明显高于内地，其中白内障是盲的主要原因，65.3% 的患者经白内障手术可恢复视力。印度喜马拉雅地区视力低于 0.1 的人群中白内障和无晶体眼占 70.53%，其次为角膜混浊。高海拔地区白内障的高患病率已得到了公认，紫外线和红外线辐射对晶状体产生的损伤值得重视。

6. 高原地区眼底病

高原地区眼底病常分为两类，一类为长期居住在平原地区人群进入高海拔地区后对高原环境不适应或失习服引起的眼底疾病，如高海拔视网膜病变等。高海拔视网膜病变是引起长期居住在平原地区人群进入高海拔地区视觉功能下降的原因之一。随着高原地区经济和旅游业的发展，前往高海拔地区的人越来越多，其发病率为 0 ～ 79% 且呈上升趋势。另一类为长期居住在高原地区，受高原环境影响的慢性眼底疾病，如老年性黄斑变性等。老年性黄斑变性在西藏、青海有较高的发病率，研究认为该病与日照时间及紫外线辐射、饮食结构等有关，同时指出老年性黄斑变性以湿性为主。2004—2007 年对青海高海拔地区的眼病流行病学调查研究发现，老年性黄斑变性为第一大致盲眼底病，青海三县（玛沁县 58.7%、泽库县 50.9%、河南县 61.0%）均高于西藏林周县（36.9%）。本调查显示老年性黄斑变性以干性为主（68%），与其他作者报道不同，需做大样本老年性黄斑变性分型研究。

高海拔视网膜病变

　　高海拔视网膜病变（high altitude retinopathy，HAR）指机体处于高海拔环境时，由低压缺氧引起的视神经、视网膜病变，主要表现为视盘水肿（optic disc edema，ODE）、视网膜血管迂曲扩张（retinal vein tortuosity，RVT）、视网膜周边血管渗漏、棉絮斑（Roth 斑）、高海拔视网膜出血（high altitude retinal hemorrhage，HARH）和黄斑水肿，属急性高原病的一种。HAR 的体征包括逐渐扩张的视网膜静脉及动脉；弥漫性或点状视网膜前出血，通常为周边部，但也偶尔发生在黄斑部；玻璃体积血；视盘周围充血和视盘水肿，黄斑水肿，软性渗出等。Wiedman 依据视网膜静脉扩张（RVD）程度及视网膜出血（RH）面积将 HAR 分为Ⅳ级（表 5）：Ⅰ级：A. 轻度 RVD，静脉 – 动脉比例（V：A)=3：2，B. RH ＜ 1 PD；Ⅱ级：A. 中度 RVD，V：A = 3.5：2，B. RH 1 ～ 2 PD；Ⅲ级：A. 显著 RVD，V：A = 4：2，B. RH 2 ～ 3 PD，

RH 位于黄斑区附近，RH ＜ 3 PD；Ⅳ级：A. 视网膜静脉充血，V：A= 4.5：2，视网膜静脉呈蓝紫色改变，B. RH ＞ 3 PD，出血位于黄斑区，视力丧失明显，VH ＞ 3 PD，乳盘水肿。

表 5　Wiedman（1999 年）高海拔视网膜病变分级

分级	Ⅰ	Ⅱ	Ⅲ	Ⅳ
A	静脉轻度扩张 V：A=3：2	静脉中度扩张 V：A=3.5：2	静脉显著扩张 V：A=4：2	视网膜静脉迂曲充血 V：A=4.5：2 静脉呈蓝紫色改变
B	视网膜出血 ＜ 1 PD	视网膜出血 ＜ 2 PD	视网膜出血 ＜ 3 PD； 旁黄斑区出血； 轻度玻璃体积血	视网膜出血 ＞ 3 PD； 出血位于黄斑区； 较重的玻璃体积血； 视盘水肿

7. 高海拔视网膜病变的发病率

HAR 是引起长期居住在平原地区人群进入高海拔地区视觉功能下降的原因之一。HAR 和 HARH 是在近五六十年，由于交通工具的发展，旅游、登山运动的兴起，被越来越多的眼科医生认识和重视。Singh 等（1968 年）首次报道了在高原短暂停留后发生视盘水肿、视网膜静脉扩张、出血及 3 例玻璃体积血病例。从 Singh 的研究至今报道 HAR 发病率为 0 ～ 79% 且呈上升趋势。近几年研究认为 HAR 是高原病的一个重要组成部分，虽然部分患者没有症状，但存在潜在的危害，尤其对继续停留在高原的患者，并且 HAR 患者的眼压和视盘水肿可以预测脑水肿的程度。

关于 HARH 的确切发病率尚无法得知，文献报道的发病率为 0 ～ 79%。1968 年调查的 1925 个患者中 24 人出现 HARH，发病率为 1.2%；1970 年 Fragyser 等报道的发病率为 36%；1971 年国际喜马拉雅考察队报道的发病率为 3%；Butler 等报道的发病率为 28%，其中 1 眼发生中央静脉阻塞；Wiedman 等报道了 4 例黄斑出血的高海拔视网膜出血，其中有 2 例为父子，因而指出 HARH 可能存在家庭性发病率。许多学者认为多数高海拔视网膜出血是无症状的，特别是出血不在黄斑区时。

8. 高海拔视网膜病变的危险因素

目标海拔高度、上升速度过快、持续时间、个体易感性、睡眠障碍、既往 HAR 病史、呼吸道感染、哮喘、慢性支气管炎或肺炎、出现急性高原反应（acute mountain sickness，AMS）症状仍继续攀登或者活动、年龄大于 50 岁、颈椎手术史、放疗史、患有糖尿病或高血压等风险因素可能增加个体 HAR 的发病率，其中目标海拔高度、上升速度过快、持续时间、个体易感性属独立危险因素。另外，服用药物、吸烟、瓦式效应同样影响 HAR 的发病。

9. 高海拔视网膜病变的发病机制

关于 HAR 和 HARH 的发生机制，有研究认为缺氧可以引起毛细血管内皮损伤和改变，在急性高原病时眼部及全身血压升高，升高的血管跨壁压引起视网膜血管扩张，在缺氧引起血管内皮改变的情况下，二者共同作用导致出血。缺氧时视网膜血流量及血容量均是增加的，这也是导致 HARH 的重要原因之一。目前认为，HAR 发病涉及血 – 视网膜屏障完整性破坏、视网膜神经细胞损伤、炎性介质和细胞因子的异常释放、视网膜血管调节功能障碍、血流动力学改变等多种机制及其协同作用。

（1）血 – 视网膜屏障完整性破坏及其机制

血 – 视网膜屏障（blood-retinal barrier，BRB）调节眼部血管床与视网膜组织之间的分子运动，防止血液中大分子物质及有害物质渗漏到视网膜内。BRB 包括血 – 视网膜内屏障（inner blood-retinal barrier，iBRB）和血 – 视网膜外屏障（out blood-retinal barrier，oBRB）。正常情况下，iBRB 阻止视网膜血管内大分子物质渗漏到视网膜，oBRB 阻止脉络膜毛细血管内的血液渗漏到视网膜。当 BRB 完整性被破坏，毛细血管通透性增加，血管内外渗透平衡随之破坏，血管内的物质将渗漏到视网膜内或视网膜下，血液中炎症细胞及细胞毒性产物进入视网膜神经组织，引起视网膜水肿和神经元细胞损伤。HAR 时 iBRB、oBRB 均受到不同程度的损伤。

iBRB 由视网膜毛细血管内皮细胞之间的紧密连接（tight junctions，TJ）构成，依托于表面覆盖的胶质细胞、Müller 细胞足突及周细胞的基底膜。视网膜毛细血管内皮细胞间 TJ 蛋白包括 Zonula occludens-1、Zonula occludens-2、Zonula occludens-3（ZO-1、ZO-2、ZO-3）蛋白，Cingulin 蛋白，Occludin 蛋白，Symplekin 蛋白，7 h6 抗原，Cadherin-5 蛋白和 Claudins 蛋白。HAR 时，多种因素包括缺氧诱导因子 -1α（hypoxia inducible factor-1α，HIF-1α）、血管内皮细胞生长因子（vascular endothelial growth factor，VEGF）、诱导型一氧化氮合酶（inducible nitic oxide synthase，iNOS）、内皮素 -1（endothelin 1，ET-1）、促红细胞生成素（erythropoietin，EPO）、催化一氧化氮的毒性作用、间质细胞衍生因子 -1（stromal cell derived factor 1，SDF-1）、肿瘤坏死因子（tumor necrosis factor-α，TNF-α）等协同作用引起 TJ 蛋白表达异常、周细胞破坏，导致 iBRB 损伤。

oBRB 由视网膜色素上皮细胞（retinal pigment epithelium，RPE）之间的紧密连接构成，视网膜色素上皮层与其下的 Bruch 膜（Bruch membrane）将视网膜神经感觉层与网状脉络膜毛细血管层隔开，将营养物质从血液输送到外层视网膜。RPE 间 TJ 蛋白包括 Occludin 蛋白、Claudins 蛋白、ZO-1 蛋白，RPE 间 TJ 锚定在 RPE 的肌动蛋白上，与细胞信号分子相互作用。oBRB 对缺氧具有一定的耐受性。oBRB 的损伤可能由低压缺氧时，TNF-α

及其吞噬作用产生的过氧化物导致 RPE 之间 TJ 蛋白损伤而引起。RPE 细胞可以表达 SDF-1 的特异性受体 CXCR4，SDF-1 与受体 CXCR4 相结合，造成 oBRB 损伤。另外，缺氧时 VEGF 与 VEGFR1、VEGFR2 结合，活化后的 VEGFR1、VEGFR2 降低视网膜血管内皮细胞和 RPE 间 TJ 中 Occludin 蛋白的表达，破坏 TJ，损伤 iBRB 和 oBRB。

此外，在缺氧条件下，细胞内活性氧类物质产生增加，引起氧化应激（oxidative stress）反应。活性氧是间接的血管通透性增强因子，使 VEGF 的表达增加，引起血管通透性增加，破坏 BRB。氧化应激激活 p38 丝裂原活化蛋白激酶（mitogen activated protein kinase，MAPK），触发 TJ 的 Occludin 蛋白和 ZO-1 蛋白重新分布，破坏 iBRB 和 oBRB 的完整性；氧化应激反应时，内皮细胞的肌动蛋白骨架重排，导致 ZO-1 蛋白水平降低，使得 TJ、BRB 完整性破坏。低压缺氧可以增加硫氧还蛋白结合蛋白（thioredoxin-interacting protein，TXNIP）、硫氧还蛋白 1（thioredoxin 1，TRX1）、硫氧还蛋白 2（thioredoxin 2，TRX2）在视网膜组织中的表达，TXNIP 与 TRX 结合可以抑制二硫还原酶的活性，提高细胞的氧化应激易感性。

（2）视网膜神经细胞损伤及其机制

正常眼部组织中，p53 在结膜、角膜、晶状体上皮细胞中高表达，在视网膜组织中低表达。HAR 时，视网膜神经上皮层中 p53

表达升高，通过转录调控作用介导视网膜神经元的凋亡。研究表明，随模拟海拔升高，大鼠视网膜神经节细胞层、丛状层水肿逐渐加重，神经节细胞肿胀变性，细胞数量减少，部分细胞见核固缩、核溶解；神经节细胞层和内核层中 p53、HIF-1α 表达明显增加。将大鼠置于模拟海拔 5000 m 的低压氧舱内，发现大鼠视网膜内丛状层、神经纤维层、外丛状层中 TXNIP、TRX1、TRX2 表达增加；视网膜组织中 Caspase3、Caspase9、热休克蛋白 70（HSP70）、热休克蛋白 90（HSP90）的 mRNA 表达上调，神经细胞线粒体凋亡通路激活。低压缺氧的猕猴视网膜外核层的细胞核内染色质固缩，神经元细胞凋亡；体外缺氧条件下培养锥形感光体衍生的 661W 细胞，细胞中由丝氨酸磷酸化介导的 p53 表达升高。视网膜缺氧时，内皮素 -1（ET-1）与 ET（A）受体结合，加强谷氨酸诱导视网膜神经细胞死亡的作用，ET-1 与谷氨酸协同损伤视网膜神经元。对处于海拔 4559 m 的受试者进行视网膜电图检查，发现视网膜内核层、外核层和神经节细胞层功能降低。

视网膜神经胶质细胞包括 Müller 细胞、星形胶质细胞及小胶质细胞。Müller 细胞是视网膜主要的神经胶质细胞，约占 90%，对视网膜起支持作用，参与 BRB 的建立，维持细胞内环境的稳态；参与神经元和视网膜营养代谢，储存并释放神经活性物质，兴奋或抑制视网膜神经元。星形胶质细胞起源于视神经，与视网膜血管生成关系密切，参与维持血管的完整性，通过提高 TJ 蛋白 ZO-1 的表达，改变内皮细胞的形态，增强视网膜血管内皮细胞的屏障功能。胶质神经元纤维酸性蛋白（glial fibrillary acidic protein，GFAP）是星形胶质细胞的特异性标志物。正常情况下，Müller 细胞不表达 GFAP，但 Müller 细胞损伤后 GFAP 表达上调。缺氧大鼠视网膜的星形胶质细胞和 Müller 细胞中 GFAP 表达上调，对其视网膜血管内注射示踪剂辣根过氧化物酶（horseradish peroxidase，HRP），发现 HRP 通过 Müller 细胞及星形胶质细胞的突触渗漏，Müller 细胞及星形胶质细胞的足突水肿。GFAP 表达上调与细胞热休克蛋白表达上调及细胞骨架蛋白合成改变有关。

HAR 患者视盘周边及黄斑区视网膜神经纤维层（retinal nerve fiber layer，RNFL）、神经节细胞层（ganglion cell layer，GCL）厚度均较正常人增加；而脉络膜厚度较正常人明显增加，缺氧时脉络膜血流量增加，脉络膜增厚。

（3）炎性介质的异常

低氧影响和启动炎症、免疫反应，高海拔低压缺氧时主要通过细胞因子生成异常介导炎症反应。

细胞因子主要由激活的单核细胞和淋巴细胞产生，其他细胞如血管内皮细胞、成纤维细胞等也可产生。细胞因子在促炎反应、调节炎症反应和细胞免疫反应中具有重要作用。视网膜缺氧时，TNF-α 作为激活视网膜血管内皮细胞和（或）邻近微血管的神经胶质细胞的触发因子，由激活的巨噬细胞或小胶质细胞释放。TNF-α 促进 IL-8、VEGF、碱性成纤维细胞生长因子或单核细胞趋化蛋白 -1（monocyte chemotactic protein-1，MCP-1）的产生，MCP-1 将巨噬细胞吸引到缺氧区域，促进与炎症相关的细胞因子释放，介导炎症反应；TNF-α 诱导血小板释放血管活性因子，刺激血小板和内皮细胞释放血小板衍生生长因子（platelet derived growth factor，PDGF），刺激细胞间黏附分子 -1（intercellular cell adhesion molecule-1，ICAM-1）表达，促进白细胞与内皮细胞的黏附、聚集；TNF-α 通过降低小胶质细胞中环磷酸腺苷（cyclic adenosine monophosphate，cAMP）水平直接激活小胶质细胞，活化的小胶质细胞进一步释放前炎症细胞因子和趋化因子，参与炎性反应。此外，模拟高海拔缺氧条件下，人血浆中 IL-6、IL-1 受体拮抗剂（IL-1ra）和 C 反应蛋白（CRP）升高，故认为高海拔缺氧时存在局部炎症反应。

高海拔条件下，外周血白细胞、淋巴细胞、中性粒细胞计数增加，以淋巴细胞为主；CD16$^+$、NK 细胞处于活化状态，功能增强。白细胞及其产物的改变，可能与 HAR 发病相关，但没有直接证据，仍需进一步研究。

（4）视网膜血管调节功能障碍与血流动力学改变

HAR 的发生与眼部血管调节功能异常有关，血管内皮功能障碍是高海拔视网膜病变血管调节功能下降的主要原因。高海拔缺氧时，视网膜血流量增加、动静脉扩张调节程度下降、动静脉比保持不变、平均动脉压升高、视网膜静脉压升高、毛细血管通透性增加、眼部灌注压降低、外周血氧饱和度下降、眼内压不变。高海拔低压缺氧，视网膜神经胶质细胞合成释放 ET-1 增加，血浆中 ET-1 升高，引起血管收缩、血管内皮损伤，导致视网膜缺血缺氧增加，视网膜血管调节功能失代偿造成 HAR。

高海拔缺氧时，血细胞比容和血红蛋白浓度增加，血液黏滞性增加、血流速度减慢、氧运输能力下降、微循环受损、局部血管压力增高，视网膜毛细血管破裂，视网膜出血，眼部血流量减少，甚至有视网膜静脉阻塞、黄斑区渗出及脂质沉积。对 HAR 的病理检查发现，视网膜出血只发生在视网膜静脉和毛细血管，而少发生于小动脉血管。

10. 高原环境负压模拟舱

本实验室使用 HA-6 型（潍坊华信氧业有限公司）高原环境负压模拟舱（简称模拟舱）进行动物实验（图 3，图 4）。它由底座、实验舱体、电气系统、真空动力系统、阀门管道系统和智能压力控制系统构成，具有舱内自动稳压、根据舱内海拔自动调节温度、紫外线消毒等特点。舱内容积 660 L，压力 0 ～ –0.1 MPa，模拟海拔 0 ～ 10 000 m，温度 20 ～ 30 ℃，湿度 28% ～ 48%。高原环境负压模拟舱能够人工模拟高海拔地区低压、低氧的环境，具有手动、自动调控系统，通过模拟舱外在的控制台调节模拟舱内的海拔升降速度、海拔高度、温度和湿度，从而模拟不同海拔高度的环境条件。这种方法使实验资金投入大大减少，过程简化，其整个实验过程所需的海拔高度所具有的参数易于控制，更加精细、准确。通过简单的参数设置即可达到各个海拔高度的环境参数，在实验的时间和空间上解除了对科研实验工作者的约束，使其易于安排实验时间。同时可以避免实地实验过程中，环境因素对实验工作人员自身造成的损害。

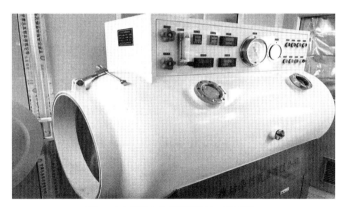

图 3 高原环境负压模拟舱（外形）

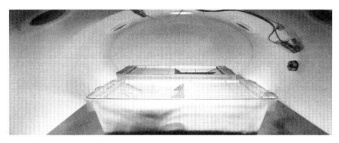

图 4 高原环境负压模拟舱（内部）

11. 高海拔视网膜病变的动物模型建立

本实验室选用3000、5000、8000 m模拟海拔高度进行HRA大鼠模型的建立，将大鼠分别饲养于不同模拟海拔高度的高原环境模拟实验舱中2、6、10、24、72 h进行观察。技术路线见图5。

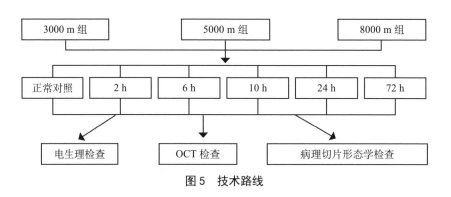

图5　技术路线

模拟舱内参数设置具体如下。

海拔3000 m（室内海拔1500 m+调控海拔1500 m），气压68.42 kPa，氧分压14.32 kPa，海拔上升速度16 m/s，控制器参数设置SP1=0.130、SP2=0.132，自动调控系统维持舱内负压恒定。

海拔5000 m（室内海拔1500 m+调控海拔3500 m），气压54.02 kPa，氧分压11.3 kPa，海拔上升速度16 m/s，控制器参数设置SP1=0.304、SP2=0.307，自动调控系统维持舱内负压恒定。

海拔8000 m（室内海拔1500 m+调控海拔6500 m），气压30.77 kPa，氧分压6.45 kPa，海拔上升速度16 m/s，控制器参数设置SP1=0.565、SP2=0.570，自动调控系统维持舱内负压恒定。

12. 高海拔视网膜病变的研究结果

　　3000 m 海拔显示损伤随着时间的延长在缓慢加重，未见明显平台期，不符合高原急性损伤模型的建立要求。5000 m 海拔显示急性损伤明显，且机体在缓慢恢复，到后期逐渐达到平衡，符合高原急性损伤模型的建立要求。电生理和 OCT 结果显示 10 h 时损伤明显且机体恢复趋于稳定。两组间比较具有统计学意义。最佳建立大鼠高海拔视网膜病变模型要求为海拔 5000 m、10 h（图 6 ～ 图 12）。

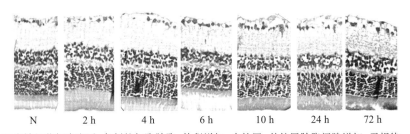

N　　2 h　　4 h　　6 h　　10 h　　24 h　　72 h

正常神经节细胞扁平，包括核细胞肿胀，体积增加；内核层、外核层肿胀间隙增加；无规律。

图 6　海拔 3000 m 不同时间段视网膜组织学改变（HE×20）

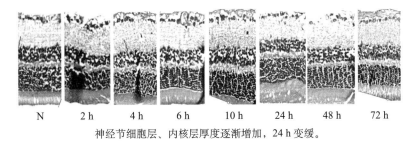

N　　2 h　　4 h　　6 h　　10 h　　24 h　　48 h　　72 h

神经节细胞层、内核层厚度逐渐增加，24 h 变缓。

图 7　海拔 5000 m 不同时间段视网膜组织学改变（HE×20）

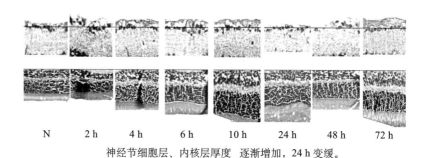

N   2 h   4 h   6 h   10 h   24 h   48 h   72 h

神经节细胞层、内核层厚度　逐渐增加，24 h 变缓。

图 8　海拔 5000 m 不同时间段视网膜组织学改变（HE×20）

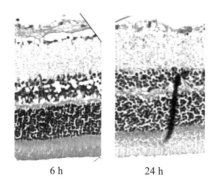

6 h   24 h

图 9　海拔 8000 m 不同时间段视网膜组织学改变（HE×20）

8000 m 海拔升高时间短，严重急性缺氧造成脑水肿、肺水肿，实验大鼠死亡率高。

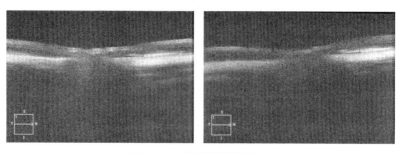

图 10　OCT 神经纤维层厚度

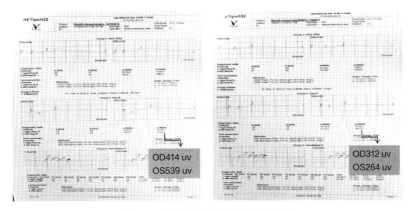

图 11　实验前后视网膜电图改变

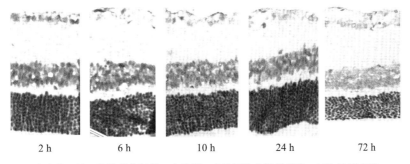

2 h　　　　6 h　　　　10 h　　　　24 h　　　　72 h

正常胞浆阳性，胞核部分阳性；实验组：内核层胞核阳性增强，10 h 达到高峰。

图 12　免疫组化缺氧诱导因子 HIF-1α

高海拔视网膜病变的治疗

13. 高海拔视网膜病变的激素治疗

地塞米松多用于急性肺水肿和急性高原病患者，但不良反应较多。其预防作用机制尚不完全清楚，主要认为地塞米松可以通过上调肺泡顶端细胞膜 Na^+ 通道和基底膜 Na^+–K^+–ATP 酶，刺激肺泡表面活性物质分泌，防止蛋白渗出，加强气道上皮的完整性。

布地奈德是一种吸入性糖皮质激素，系统不良反应少，可改善哮喘患者的肺功能。现认为布地奈德预防急性高原病的机制与地塞米松一样，均可有效预防急性高原病，且布地奈德的不良反应较少。

14. 高海拔视网膜病变的乙酰唑胺治疗

乙酰唑胺是一种碳酸酐酶抑制剂，可以加速机体适应低氧环境，因此，适用于 HAPE 和 AMS 易感个体。荒野医学协会推荐乙酰唑胺为预防突发性疾病的特效药，证据级别为 1C。在动物模型中，乙酰唑胺可降低低氧肺血管收缩反应；在人体试验中，有降低低氧肺血管收缩反应的报道，也有增加低氧肺血管收缩反应的报道，具体对低氧性肺血管收缩的作用不清楚。乙酰唑胺必须在高度上升的前 1 天开始服用，因此不适合突发疾患及紧急救援人员。

15. 高海拔视网膜病变的病例精解

【病历摘要】

患者，男性，25 岁，因右眼视力突然下降 1 天就诊。

既往史：平素体健，无全身病，否认家族史。格尔木务工。

眼科检查：右眼 BVCA 0.3，左眼 1.0，右眼眼压 11 mmHg，左眼眼压 14 mmHg，双眼前节未见异常，右眼视盘水肿，静脉迂曲，深、浅层出血。BP 120/80 mmHg。血常规 +CRP、血沉、生化、Torch、传染病、血凝、免疫相关检查等无特殊异常；胸片、心电图、心脏彩超、头颅 CT 无异常；颈部血管彩超显示右侧椎动脉管径全程细，颈动脉管径及流速未见明显异常。

【诊断及治疗】

右眼睫状视网膜动脉阻塞，右眼视网膜分支动脉阻塞，右眼视网膜中央静脉阻塞，右眼黄斑水肿，右侧椎动脉狭窄（生理性）。患者返回格尔木病情加重，经眼底激光、抗 VEGF 治疗、改变居住环境后，随访 2 年病情平稳。

高海拔视网膜病变的中药保护作用及机制

16. 红景天

红景天生长在海拔 3000 ～ 5000 m、多风干燥、昼夜温差大及紫外线强的高寒缺氧地带，为景天科植物。主要有效成分有红景天苷、酪醇、没食子酸、β- 谷甾醇、咖啡酸和多糖等。红景天可以刺激机体产生非特异性抵抗力、增强机体运氧及用氧能力、提高对缺氧刺激的耐受力，因其抗疲劳、抗缺氧、抗衰老、抗辐射、增强免疫力、抗肿瘤、提高记忆力和改善睡眠的功能而广泛应用于高原病及多种疾病的防治。临床中红景天注射液常用于冠心病、稳定性心绞痛及脑缺血、脑梗死的治疗。

红景天可减轻模拟高海拔缺氧所致的视网膜组织病理损害，神经节细胞层、内核层中 HIF-1α 表达升高及 p53 表达降低提示红景天可能通过增加 HIF-1α 表达提高机体对缺氧的应答能力，从而发挥对高海拔缺氧大鼠视网膜组织的保护作用。研究结果如下。

模拟的海拔高度为 1500、3000、5000、8000 m 时，视网膜各层组织改变同我们前期的研究结果（图 13O），4 种模拟海拔高度下，干预组大鼠视网膜形态改变特点同对照组，但其视网膜组织水肿疏松、层次排列紊乱、神经节细胞肿胀变性的病理损伤程度减轻（图 13）。

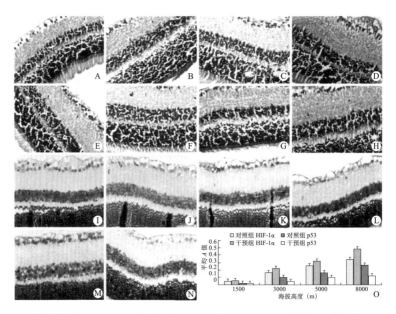

图 13　4 种模拟海拔高度下，红景天干预组大鼠视网膜形态改变特点同对照组，但其视网膜组织水肿疏松、层次排列紊乱、神经节细胞肿胀变性的病理损伤程度减轻

资料来源：黄海香，张文芳，杨义，等．红景天对模拟高海拔缺氧的大鼠视网膜组织形态以及缺氧诱导因子表达的影响．中华眼底病杂志，2014，30（6）：599-603.

模拟海拔高度为 1500 m 时，对照组大鼠视网膜中 HIF-1α、p53 仅在神经节细胞层有少量微弱表达（图 13）；从 3000 m 到 8000 m，HIF-1α、p53 在神经节细胞层和内核层均出现表达，并随海拔的增高表达增强（图 13）。与对照组比较，干预组大鼠视网膜中 HIF-1α 表达升高，p53 表达降低。随模拟海拔高度升高，对照组和干预组大鼠视网膜中 HIF-1α、p53 的表达也升高。相关性分析发现，大鼠视网膜中 HIF-1α 与 p53 的表达水平呈正相关（$r=0.9846$，$P < 0.05$）。

17. 黄芪

黄芪为豆科黄耆属，多年生的草本植物，十大陇药之一，具有利尿消肿、增强免疫力、增强心肌收缩力、降低自由基的生成及加快自由基的消除等作用。其药理作用主要有提高免疫功能，增强抗氧化、抗癌、抗辐射作用，保护心脑血管、肾脏、肝脏和肺脏作用，保护脑细胞、提高记忆力、抗菌及抑制病毒等。临床上黄芪广泛用于治疗循环系统、神经系统、消化系统、呼吸系统、内分泌和血液系统疾病。

黄芪注射液可以改善在高海拔缺氧环境下大鼠视网膜病变的损伤程度；黄芪注射液对模拟高海拔条件下大鼠视网膜具有保护作用，其机制可能是通过提高自由基清除剂活性（SOD），减轻脂质过氧化产物（MDA）含量，增强抗氧化能力。研究结果如下。

（1）HE 染色结果

拟海拔高度 5000 m，对照组大鼠视网膜在 2 h 时无明显病理改变（图 14A），6 h 时视网膜组织出现病理变化，神经节细胞层（ganglion cells layer，GCL）和内丛状层（inner plexiform layer，IPL）开始出现水肿，组织疏松（图 14B），随着缺氧时间延长至 8 h 视网膜各层均疏松水肿（图 14C），12 h 时 RGC 及内核层（inner nuclear layer，INL）水肿更加明显（图 14D），24 h 时 GCL 已经出现核固缩，细胞排列紊乱，不规则，形态也不规整（图 14E），且视网膜组织厚度随着缺氧时间的延长而增厚。给予黄芪注射液组，当缺氧时间为 2 h 时，大鼠视网膜也未见明显病理变化（图 14F），当缺氧时间为 6 h 时视网膜组织疏松且开始出现水肿，GCL 和 IPL 水肿明显，视网膜厚度也较前增加（图 14G），随着缺氧时间延长至 8 h 视网膜组织水肿程度进一步加剧（图 14H），12 h 时 GCL 及 INL 水肿程度亦更加明显（图 14J）。

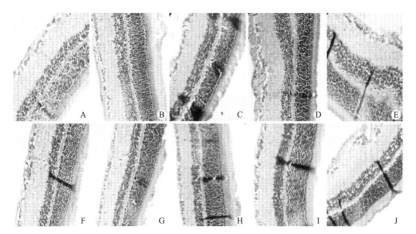

图14 对照组及黄芪干预组模拟高海拔缺氧不同时间点大鼠视网膜组织病理（HE×400）

（2）SOD 与 MDA 结果

黄芪组和生理盐水组均随着高海拔缺氧时间的延长 SOD 的活性降低，黄芪组和生理盐水组分别在同时间点比较发现：除 2 h 外，6、8、12、24 h 两组均具有统计学意义（$P < 0.05$）。对生理盐水组和黄芪组分别进行组内两两不同时间点的比较发现，差异均具有统计学意义（$P < 0.05$，表 6，图 15）。在对 MDA 含量的测定中发现，随着高海拔缺氧时间的延长，黄芪组和生理盐水组 MDA 含量均升高。对于两组在同时间点的比较中发现：除 2 h 外，6、8、12、24 h 两组均具有统计学意义（$P < 0.05$）。对生理盐水组和黄芪组分别进行组内不同时间点两两比较发现，差异均具有统计学意义（$P < 0.05$，表 7，图 16）。

另外，贾茜钰、刘勤等研究发现黄芪注射液能减轻高原缺氧环境下大鼠视网膜组织的病理损坏，其机制可能与下调 HIF-1α、p53 有关。

表 6　不同时间视网膜 SOD 活性测定（$\bar{x} \pm s$，U/mgprot）

时间	黄芪组	生理盐水组	t 值	P 值
2 h	156.69 ± 2.34	155.78 ± 2.83	2.901	0.59
6 h	152.11 ± 0.98	145.75 ± 1.93	6.576	< 0.01
8 h	141.29 ± 1.21	136.92 ± 1.17	5.796	< 0.01
12 h	132.49 ± 1.17	128.49 ± 2.25	3.533	0.008
24 h	125.19 ± 1.26	121.87 ± 2.24	2.901	0.002

表 7　不同时间视网膜 MDA 含量测定（$\bar{x} \pm s$，nmol/mgprot）

时间	黄芪组	生理盐水组	t 值	P 值
2 h	5.71 ± 1.15	5.52 ± 1.10	2.281	0.52
6 h	6.10 ± 1.23	5.69 ± 1.08	6.020	< 0.01
8 h	6.40 ± 0.17	6.12 ± 1.06	5.776	< 0.01
12 h	6.64 ± 0.82	6.47 ± 0.87	3.460	0.009
24 h	6.89 ± 1.12	6.66 ± 0.99	4.028	0.004

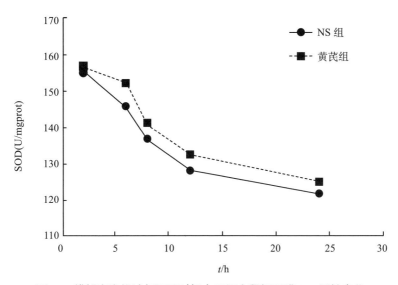

图 15　模拟高海拔缺氧不同时间点两组大鼠视网膜 SOD 活性变化

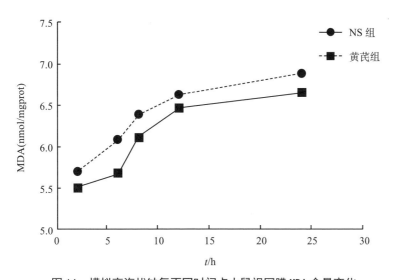

图 16　模拟高海拔缺氧不同时间点大鼠视网膜 MDA 含量变化

资料来源：潘星，张文芳，刘勤，等. 黄芪注射液对模拟高海拔缺氧大鼠视网膜的影响. 国际眼科杂志，2018，18（3）：434-437.

18. 丹参

丹参是多年生的草本植物，属于唇形科，药理学研究表明丹参对血管内皮细胞具有保护作用，可以改善微循环，抑制血小板聚集，对抗动脉粥样硬化，改善机体对缺氧的耐受。研究发现，丹参还具有抗炎、抗脂质过氧化、清除自由基等功效。丹参被广泛应用于多种血瘀证，其中在心脏及脑血管相关疾病中应用相对普遍，近年来丹参在眼科中的应用也不断增加。丹参在眼科中的应用主要集中在糖尿病视网膜病变的预防及治疗方面，对于早期的糖尿病视网膜病变丹参具有一定的保护作用，能一定程度减缓糖尿病视网膜病变的进展。研究发现，丹参对糖尿病视网膜病变大鼠的视网膜结构具有保护作用，它能改善视网膜微循环，缓解糖尿病视网膜的缺氧状态，清除氧自由基，降低血糖及糖尿病糖基化终产物水平。丹参还可以改善眼部微循环，使眼的血流量增加，减少炎性渗出，有利于组织的修复并促进伤口愈合。

本实验在前期研究的基础上应用 ERG 和 OCT 检查方法，探讨模拟不同高海拔缺氧条件下 SD 大鼠视网膜功能的改变和视网膜厚度的改变，以及丹参注射液对模拟高海拔缺氧条件下 SD 大鼠视网膜的干预作用。研究发现，随着模拟海拔的升高大鼠视网膜的功能逐渐下降，视网膜的厚度逐渐增加；视网膜的厚度与 OPs 波波幅具有相关性，提示模拟高海拔缺氧条件下大鼠视网膜形态学与功能学改变的程度基本一致；丹参对模拟高海拔条件下大鼠视网膜的形态及功能有一定的保护作用，这种保护作用可能与改善视网膜的血液循环有关。研究结果如下。

（1）不同模拟海拔高度下大鼠 ERG 和 OCT 的变化

当模拟海拔高度增加时，大鼠的 ERG 中最大混合反应 a 波波幅、b 波波幅及 OPs 波波幅均逐渐下降，差异经单因素方差分析具有统计学意义。ERG 中最大混合反应 b 波的潜伏期随着模拟海拔高度的上升而逐渐延迟，差异有统计学意义。OCT 测量的视网膜厚度随着模拟海拔高度的上升而逐渐增加，差异有统计学意义（表 8）。

表 8　对照组不同模拟海拔高度下大鼠 ERG 和 OCT 的测量值（x̄±s）

检测指标	海拔高度				F 值	P 值
	1500 m	3000 m	5000 m	8000 m		
a 波潜伏期（ms）	17.50 ± 1.78	17.70 ± 2.41	17.30 ± 1.89	19.30 ± 3.13	1.50	0.231
a 波波幅（μV）	216.30 ± 36.93	202.20 ± 20.90	184.40 ± 28.50	145.80 ± 40.76	9.09	＜ 0.001
b 波潜伏期（ms）	42.30 ± 1.70	45.50 ± 1.65	49.20 ± 1.69	51.90 ± 4.12	27.75	＜ 0.001
b 波波幅（μV）	657.20 ± 74.91	593.00 ± 70.45	515.60 ± 63.21	418.90 ± 59.01	23.38	＜ 0.001
OPs 波波幅（μV）	129.50 ± 17.19	110.33 ± 8.63	103.03 ± 7.56	83.13 ± 7.44	30.45	＜ 0.001
视网膜厚度（μm）	188.30 ± 3.59	195.90 ± 4.48	204.80 ± 5.01	218.20 ± 5.37	75.94	＜ 0.001

（2）不同海拔干预组和对照组的 ERG 和 OCT 变化比较

模拟海拔 1500 m 时丹参干预组与对照组中大鼠 ERG 最大混合反应 a 波波幅、a 波潜伏期、b 波波幅、b 波潜伏期、OPs 波波幅、OCT 测量视网膜厚度的变化经两独立样本 t 检验，发现差异无统计学意义（表 9）。

表 9　模拟海拔 1500 m 时干预组和对照组大鼠 ERG 和 OCT 的比较（$\bar{x} \pm s$）

检测指标	丹参干预组	对照组	t 值	P 值
a 波潜伏期（ms）	18.30 ± 2.21	17.50 ± 1.78	0.10	0.918
a 波波幅（μV）	211.80 ± 53.40	216.30 ± 36.93	0.22	0.829
b 波潜伏期（ms）	42.30 ± 1.70	42.20 ± 2.53	0.10	0.919
b 波波幅（μV）	657.20 ± 74.91	684.40 ± 65.28	−0.87	0.398
OPs 波波幅（μV）	139.00 ± 16.59	129.50 ± 17.19	−1.26	0.225
视网膜厚度（μm）	186.80 ± 2.20	188.30 ± 3.59	1.13	0.275

模拟海拔 3000、5000、8000 m 时丹参干预组 OPs 波波幅较对照组升高，干预组 OCT 测量的视网膜厚度较对照组下降，各组经两独立样本 t 检验，差异具有统计学意义（表 10 ～表 12）。

表 10　模拟海拔 3000 m 时干预组和对照组大鼠 ERG 和 OCT 的比较（$\bar{x}\pm s$）

检测指标	丹参干预组	对照组	t 值	P 值
a 波潜伏期（ms）	16.80 ± 1.55	17.70 ± 2.41	1.00	0.333
a 波波幅（μV）	191.20 ± 14.56	202.20 ± 20.90	1.37	0.189
b 波潜伏期（ms）	44.80 ± 2.78	45.50 ± 1.65	0.69	0.502
b 波波幅（μV）	629.10 ± 52.20	593.00 ± 70.45	−1.30	0.209
OPs 波波幅（μV）	119.70 ± 10.63	110.33 ± 8.63	−2.17	0.044
视网膜厚度（μm）	190.10 ± 4.23	195.90 ± 4.48	2.98	0.008

表 11　模拟海拔 5000 m 时干预组和对照组大鼠 ERG 和 OCT 的比较（$\bar{x}\pm s$）

检测指标	丹参干预组	对照组	t 值	P 值
a 波潜伏期（ms）	18.50 ± 1.27	17.30 ± 1.89	−1.67	0.113
a 波波幅（μV）	169.80 ± 36.95	184.40 ± 28.50	0.99	0.336
b 波潜伏期（ms）	50.50 ± 3.63	49.20 ± 1.69	−1.02	0.318
b 波波幅（μV）	559.10 ± 43.01	515.60 ± 63.21	−1.80	0.089
OPs 波波幅（μV）	111.34 ± 7.53	103.03 ± 7.56	−2.46	0.024
视网膜厚度（μm）	193.10 ± 3.18	204.80 ± 5.01	6.24	< 0.001

表 12　模拟海拔 8000 m 时干预组和对照组大鼠 ERG 和 OCT 的比较（$\bar{x}\pm s$）

检测指标	丹参干预组	对照组	t 值	P 值
a 波潜伏期（ms）	19.20 ± 1.99	19.30 ± 3.13	0.085	0.933
a 波波幅（μV）	169.10 ± 41.21	145.80 ± 40.76	−1.31	0.208
b 波潜伏期（ms）	52.30 ± 2.54	51.90 ± 4.12	−0.26	0.797

中国医学临床百家

（续表）

检测指标	丹参干预组	对照组	*t* 值	*P* 值
b 波波幅（μV）	457.20 ± 48.94	418.90 ± 59.01	−1.58	0.132
OPs 波波幅（μV）	91.75 ± 8.46	83.13 ± 7.44	−2.42	0.026
视网膜厚度（μm）	204.30 ± 3.26	218.20 ± 5.37	6.99	＜ 0.001

（3）干预组和对照组视网膜厚度和 OPs 波波幅的比较

随着模拟海拔高度的上升，丹参干预组 OCT 测量的视网膜厚度明显低于生理盐水对照组的视网膜厚度（图 17）；丹参干预组的 OPs 波波幅明显高于生理盐水对照组 OPs 波波幅（图 18）。

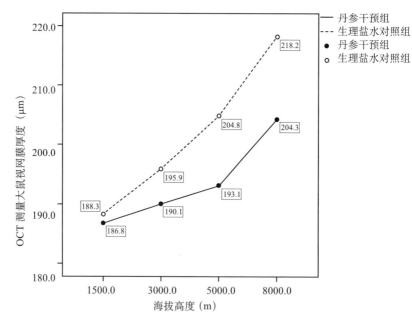

图 17 干预组和对照组视网膜厚度的比较

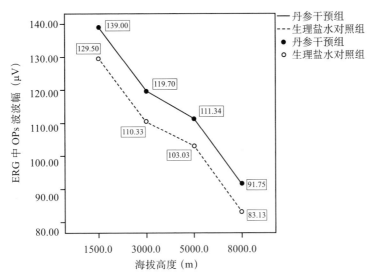

图 18　干预组和对照组 ERG 中 OPs 波波幅的比较

（4）模拟高海拔条件下大鼠视网膜厚度与 OPs 波波幅的相关性分析

模拟高海拔缺氧环境下大鼠的视网膜厚度随海拔高度的增高而增加，OPs 波波幅随海拔高度的增高而下降，对视网膜厚度和 OPs 波波幅进行相关性分析，结果表明在模拟高原环境下（海拔高度大于 2500 m），大鼠的视网膜厚度与 OPs 波波幅呈负相关，并且具有统计学意义（表 13）。

表 13　视网膜厚度与 OPs 波波幅的相关性

	1500 m	3000 m	5000 m	8000 m
相关系数（r）	−0.425	−0.748	−0.525	−0.664
P 值	0.062	0	0.017	0.001

资料来源：吉晓华. 丹参对模拟高海拔缺氧条件下大鼠视网膜形态及功能的影响. 兰州大学，2017.

19. 党参

党参为桔梗科植物党参、素花党参或川党参的干燥块根，属被子植物门，双子叶植物纲。党参含有多种化学成分，如糖和糖苷、萜类、类甾体类、黄酮类、木脂素苷等，其中党参多糖（codonopsis pilosula polysaccharides，CPPS）是主要活性成分，对其研究较为广泛，很多研究证实其具有抗缺氧、抗氧化、抗衰老、抗肿瘤、抗疲劳、增强记忆力及提高免疫力等作用。CPPS可以增加小鼠抗缺氧能力，使小鼠耗氧量降低，提高小鼠载氧能力。CPPS对缺血缺氧大鼠的脑部损伤具有保护作用，给予CPPS干预的大鼠脑组织细胞完整性获得显著改善，乳酸脱氢酶释放减少，血清中肿瘤坏死因子、白细胞介素-1β含量降低。CPPS具有神经生长因子活性，能够明显改善缺血/再灌注导致的小鼠大脑海马区神经元的损伤，降低脑组织中丙二醛、NO含量，通过提高钠钾ATP酶和钙镁ATP酶活性，改善脑组织糖代谢，稳定脑组织中乙酰胆碱（Acetylcholine，AChE）含量。缺氧能够引起小鼠外周血T淋巴细胞亚群和免疫器官的变化，CPPS能明显增加模拟海拔8000 m低氧环境下小鼠外周血CD3$^+$、CD4$^+$和脾CD4$^+$的含量。另外，有研究报道复方党参片能够延长急性脑缺血、缺氧小鼠的耐缺氧时间。

CPPS在抗缺氧、抗缺血、抗氧化、抗衰老、抗肿瘤及提高免疫力等方面的研究已经很多。但是，目前CPPS在眼科学领域中的应用研究较少，尤其对眼科疾病的防治作用更少。因此，本实验室利用动物实验观察 CPPS 对 HAR 大鼠视网膜形态和功能的影响。通过将大鼠饲养于高原环境负压模拟舱 10 h，舱内模拟海拔 5000 m，建立 HAR 大鼠模型；对 HAR 大鼠给予不同剂量 CPPS 灌胃，进行预防性给药和治疗性给药；对大鼠进行 OCT、F-ERG、HE、IHC 检查，比较 CPPS 干预后视网膜组织形态、功能方面的变化。研究发现，HAR 大鼠 Max-R ERG 中 a 波、b 波潜伏期延长、振幅降低，OPs 振幅降低；视盘周围视网膜厚度增加。HAR 大鼠 GCL、IPL 和 INL 组织中 HIF-1α、VEGF 表达升高。CPPS 通过抑制大鼠视网膜组织中 HIF-1α、VEGF 的表达，预防 HAR 大鼠视网膜的损伤，中、高剂量作用明显。CPPS 能够通过改善 HAR 大鼠视网膜内层功能、减轻视网膜水肿治疗大鼠 HAR，高剂量效果明显。研究结果如下。

（1）各组 Skot.ERG、Max-R 和 OPs 结果比较

与对照组比较，HAR 模型组 Max-R 中 a 波和 b 波潜伏期延迟、振幅降低，OPs 振幅也降低（$P < 0.05$，表 14，表 15）。

预防组中，CPPS 各剂量组 Max-R b 波及 OPs 振幅显著高于 HAR 模型组（$P < 0.05$），CPPS 低剂量组 b 波及 OPs 振幅最小，CPPS 高剂量组 b 波及 OPs 振幅最大。随 CPPS 剂量增加，b 波振幅升高（$P < 0.05$），以剂量依赖方式改善 HAR 大鼠视网膜内核层的功能。其余各项指标随给药剂量增加均较 HAR 组改善，

但变化不明显（$P > 0.05$，表 14）。

　　治疗组中，CPPS 各剂量组 Max-R a 波（$P < 0.01$）和 b 波（$P < 0.05$）潜伏期明显低于 HAR 模型组（$P < 0.05$），CPPS 高剂量组 OPs 振幅与 HAR 组比较，显著升高（$P < 0.05$）。余各项检查指标，在中、高剂量组均较 HAR 组改善，但效果不明显（$P > 0.05$，表 15）。

表 14　预防组 Skot.ERG、Max-R 和 OPs 结果比较（$\bar{x} \pm s$）

	对照组	HAR 模型组	HAR+CPPS 低剂量	HAR+CPPS 中剂量	HAR+CPPS 高剂量
Skot.ERG b 潜伏期（ms）	49.67 ± 0.82	50.00 ± 0.83	49.33 ± 1.03	50.00 ± 0.42	49.83 ± 0.41
Skot. ERG b 振幅（μV）	200.50 ± 66.30	162.82 ± 63.40	165.30 ± 87.29	212.25 ± 157.64	223.67 ± 72.97
Max-R a 潜伏期（ms）	13.20 ± 1.05	15.17 ± 1.72 [a]	14.33 ± 1.03	15.17 ± 1.72	14.33 ± 1.03
Max-R a 振幅（μV）	255.17 ± 23.60	197.00 ± 49.96 [a]	240.50 ± 101.11	241.00 ± 52.36	245.67 ± 49.68
Max-R b 潜伏期（ms）	40.00 ± 4.86	44.67 ± 3.93 [a1]	39.83 ± 1.47 [b, c]	37.00 ± 1.67 [b1, c]	42.00 ± 4.24 [c]
Max-R b 振幅（μV）	609.00 ± 84.54	409.00 ± 67.86 [a1]	416.67 ± 92.83 [c]	561.17 ± 145.71 [b, c]	581.17 ± 93.08 [b1, c]
OPs 振幅（μV）	101.70 ± 7.49	67.42 ± 8.46 [a1]	81.02 ± 39.02	86.25 ± 52.12	96.90 ± 16.89 [b1]

注：a：与对照组比，a（$P < 0.05$），a1（$P < 0.01$）；b：与模型组比，b（$P < 0.05$），b1（$P < 0.01$）；c：不同 CPPS 剂量间比较，c（$P < 0.05$），c1（$P < 0.01$）。

表 15　治疗组 Skot.ERG、Max-R 和 OPs 结果比较（x̄±s）

	对照组	HAR 模型组	HAR+CPPS 低剂量	HAR+CPPS 中剂量	HAR+CPPS 高剂量
Skot. ERG b 潜伏期（ms）	49.67 ± 0.82	51.33 ± 1.51 [a]	49.83 ± 0.98	50.17 ± 1.47	51.00 ± 3.03
Skot. ERG b 振幅（μV）	200.50 ± 66.30	152.25 ± 60.08	143.28 ± 74.22	171.50 ± 75.47	173.23 ± 32.96
Max-R a 潜伏期（ms）	13.20 ± 1.05	16.33 ± 0.82 [a1]	13.67 ± 0.82 [b1]	13.00 ± 0.00 [b1]	13.17 ± 0.75 [b1]
Max-R a 振幅（μV）	255.17 ± 23.60	198.83 ± 20.32 [a1]	242.33 ± 59.85	248.50 ± 58.59	248.17 ± 64.70
Max-R b 潜伏期（ms）	40.00 ± 4.86	48.83 ± 2.86 [a1]	41.33 ± 6.19 [b]	39.50 ± 5.43 [b1]	40.33 ± 6.41 [b]
Max-R b 振幅（μV）	609.00 ± 84.54	441.83 ± 95.17 [a1]	435.17 ± 58.92	453.33 ± 73.60	480.50 ± 75.81
OPs 振幅（μV）	101.70 ± 7.49	67.77 ± 15.93 [a1]	77.23 ± 17.93	79.23 ± 32.07	86.62 ± 11.42 [b]

注：a：与对照组比，a（$P < 0.05$），a1（$P < 0.01$）；b：与模型组比，b（$P < 0.05$），b1（$P < 0.01$）；c：不同 CPPS 剂量间比较，c（$P < 0.05$），c1（$P < 0.01$）。

（2）各组大鼠视网膜厚度结果比较

模拟海拔 5000 m 时，与对照组相比，HAR 模型组大鼠视网膜厚度（retinal thickness，RT）明显增加（$P < 0.01$，表 16）。

在预防组和治疗组中，随着 CPPS 剂量增加，视网膜厚度较模型组明显变薄（$P < 0.01$）；各剂量组间 RT 也有显著变化，随剂量增加 RT 明显变薄（$P < 0.01$）。表明 CPPS 可以减轻 HAR 大鼠视网膜水肿程度，随剂量的增加，效果明显（表 16，图 19）。

表 16　预防组、治疗组视网膜厚度结果比较（x̄±s）

	对照组	HAR 模型组	HAR+CPPS 低剂量	HAR+CPPS 中剂量	HAR+CPPS 高剂量
预防组 RT	187.00 ± 3.22	207.83 ± 6.62 [a1]	206.17 ± 7.22 [c1]	199.67 ± 4.27 [b, c1]	194.83 ± 3.87 [b1, c1]
治疗组 RT	187.00 ± 3.22	208.00 ± 2.28 [a1]	207.67 ± 2.94 [c1]	201.33 ± 2.50 [b1, c1]	199.17 ± 1.83 [b1, c1]

注：a：与对照组比，a（$P < 0.05$），a1（$P < 0.01$）；b：与模型组比，b（$P < 0.05$），b1（$P < 0.01$）；c：不同 CPPS 剂量间比较，c（$P < 0.05$），c1（$P < 0.01$）。

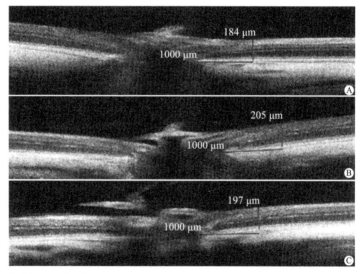

A. 正常大鼠视网膜厚度；B. HAR 模型大鼠视网膜厚度；C. 干预组 CPPS 高剂量大鼠视网膜厚度。

图 19　CPPS 可以减轻 HAR 大鼠视网膜水肿

（3）HE 染色结果

使用光学显微镜观察各组大鼠视网膜结构，对照组大鼠视网膜各层清晰，细胞排列整齐，各层结构无异常（图 20A），与对照组相比，HAR 模型组（图 20B）大鼠 RNFL、GCL 水肿明显，神经节细胞肿胀空泡样变性，细胞核形状不规则，IPL 疏松、水肿，HAR 大鼠造模成功。

预防组中，HAR+CPPS 低剂量组 RNFL 和 GCL 水肿、神经节细胞肿胀变性较 HAR 组轻，神经节细胞数量明显减少、排列散乱，细胞核形状不规则改变，IPL 疏松、水肿明显（图 20C）。HAR+CPPS 中剂量组 RNFL 和 GCL 水肿明显减轻，神经节细胞排列不规整、数量少，细胞肿胀变性明显减轻，部分细胞核不规则改变，IPL 水肿减轻（图 20D）。HAR+CPPS 高剂量组 RNFL 和 GCL 水肿不明显，神经节细胞排列基本整齐、数量多，细胞肿胀变性明显减轻，少数细胞核出现不规则改变，IPL 水肿不明显（图 20E）。

治疗组中，HAR+CPPS 低剂量组 RNFL 和 GCL 水肿，神经节细胞肿胀变性明显、排列散乱，细胞数量明显减少，细胞核形状不规则改变，IPL 疏松、水肿减轻不明显（图 20C^1）。HAR+CPPS 中剂量组 RNFL 和 GCL 水肿轻度减轻，神经节细胞数量明显减少，细胞肿胀变性减轻、排列散乱，部分细胞核不规则改变，IPL 水肿减轻（图 20D^1）。HAR+CPPS 高剂量组 RNFL 和 GCL 轻度水肿，神经节细胞排列不规整、数量减少，细胞肿胀变性减轻，少数细胞核出现不规则改变，IPL 轻度水肿（图 20E^1）。

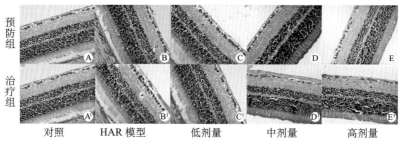

图 20　各组大鼠视网膜组织切片（HE×400）

（4）HIF-1α IHC 染色结果及分析

根据前面的实验结果，分别选取对照组、预防组和治疗组中 HAR 组和 HAR+CPPS 高剂量亚组进行 HIF-1α、VEGF 免疫组化染色。

对照组大鼠视网膜组织中，HIF-1α 在 GCL 微量或无明显表达（图 21A）。HAR 大鼠视网膜组织中，HIF-1α 在 GCL、IPL 和 INL 表达明显增高（$P < 0.01$，图 21B，图 21D）。预防组和治疗组 HAR+CPPS 高剂量亚组大鼠视网膜组织中，HIF-1α 在 GCL、IPL 和 INL 表达低于 HAR 模型组（$P < 0.01$，图 21C，图 21E）。预防组 HIF-1α 表达降低更显著（$P < 0.01$）。HIF-1α 阳性平均 A 值比较见图 22。

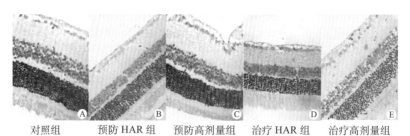

图 21　各组大鼠视网膜组织 HIF-1α 免疫组化染色（HE×400）

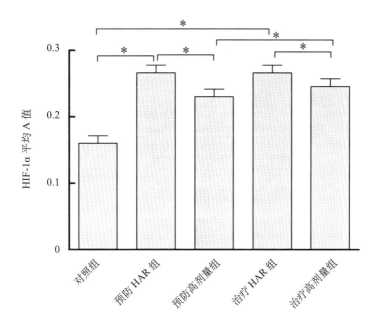

图 22　各组大鼠视网膜组织中 HIF-1α 阳性表达（* $P < 0.01$）

（5）VEGF IHC 染色结果及分析

对照组大鼠视网膜组织中，VEGF 在 GCL 微量或无明显表达（图 23A）。HAR 大鼠视网膜组织中，VEGF 在 GCL、IPL 和 INL 表达明显增高（$P < 0.01$，图 23B，图 23D）。预防组和治疗组 HAR+CPPS 高剂量亚组大鼠视网膜组织中，VEGF 在 GCL、IPL 和 INL 表达低于 HAR 模型组（$P < 0.01$，图 23C，图 23E）。预防组 VEGF 表达降低更显著（$P < 0.01$）。VEGF 阳性平均 A 值比较见图 24。

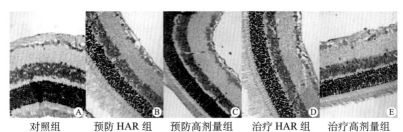

对照组　　　预防 HAR 组　　预防高剂量组　　治疗 HAR 组　　治疗高剂量组

图 23　各组大鼠视网膜组织 VEGF 免疫组化染色（HE×400）

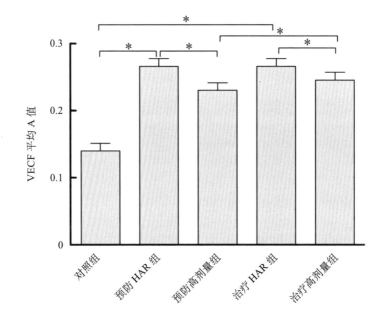

图 24　各组大鼠视网膜组织中 VEGF 阳性表达（* $P < 0.01$）

资料来源：赵鑫．党参多糖对大鼠高海拔视网膜病变的预防及治疗作用．兰州大学，2018.

高原红细胞增多症

高原红细胞增多症（high altitude polycythemia，HAPC），简称"高红症"，是由高原低氧引起的以红细胞过度代偿性增生为主要特征的临床综合征，是一种常见的慢性高原病。在海拔3000 m以上的高原地区发病，可以导致血液黏稠度增加、血栓形成、微循环障碍、广泛的脏器损伤和睡眠障碍。

20. 高原红细胞增多症的诊断标准

2004年第六届青海国际高原医学和低氧生理学术大会提出高原红细胞增多症国际诊断标准（青海标准），即男性血红蛋白浓度 ≥ 210 g/L，女性血红蛋白浓度 ≥ 190 g/L，可诊断为高原红细胞增多症。

21. 高原红细胞增多症的发病率

HAPC 多见于高原移居人群，高原世居人群少见。男性发病率高于女性，儿童少见，发病率随海拔升高而升高。研究发现，HAPC 在世居高原的藏族人的发病率（1.21%）显著低于同海拔的世居安第斯人（15%）和移居高原的汉族人（5.59%），南美高原地区，高原红细胞增多症（或者是其他慢性高原病）发病率为 8% ～ 15%。因此，HAPC 的发病率有一定的种族差异。我国调查结果显示，高原地区约有 25 万人患有此病，人群患病率为2.5% ～ 5.0%。同时，随着我国经济的发展、交通的便利，越来越多的人移居高原，对高原人群的构成比例产生了很大的影响，进而对高原人群 HAPC 的发病率也产生了一定的影响。

22. 高原红细胞增多症的危险因素

既往患有高原病、低氧通气反应降低、睡眠呼吸暂停和呼吸不全、超重、绝经等风险因素可能增加个体 HAPC 的发病率。

23. 高原红细胞增多症的发病机制

HAPC 是由组织缺氧引起的红细胞过度增生，慢性低压性缺氧是导致本病的根本原因。居住在海拔 3000 ～ 4000 m 的青藏高原世居藏族人群，他们具有适应低氧环境、低血红蛋白和低血细胞比容的遗传特性，但仍有小部分世居的藏族人群血红蛋白浓度升高，甚至患有 HAPC，其具体的发病机制并不完全明确，相关的发病机制如下。

（1）基因变异

许多研究报道，*EPAS1*、*EGLN1*、*PPARA*、*CYP2D6*、*CYP17A1* 和 *CYP2E1* 基因在世居高海拔的藏族人群对缺氧环境的适应中有着举足轻重的作用。高原世居藏族人群血红蛋白浓度明显低于同海拔移居的汉族人群。藏族世居高海拔人群 *EPAS1* 多态性与汉族移居高海拔人群有显著差异，这些差异位点与藏族世居人群血红蛋白浓度低存在一定的相关性。其中 rs6756667 位点不但与藏族人群血红蛋白浓度低有较强的相关性，而且 rs7583392 在藏族、汉族间有显著性频率差异。研究报道，*EPAS1* 基因中 rs6756667 位点的 A 等位基因可以降低汉族男性 HAPC 发病率，而该位点的 GG 基因则是汉族男性 HAPC 发生的危险因素。藏族人群 HAPC 患者和非 HAPC 患者中，*CYP17A1* 基因的 SNP rs1004467 和 *CYP2E1* 基因的 SNP rs3813865 有显著差异，表明了此基因的多态性与 HAPC 的易感性相关，且这两个 SNP 和血红蛋白浓度间呈正相关；健康的藏族人和汉族人之间的 *CYP17A* rs1004467 有显著性差异，提示此 SNP 可能也是高海拔的藏族人群适应性的特性之一。有学者利用 PCR-SSP 对汉族男性移居高原的人群进行 *HLA-DQA1* 和 *DQB1* 检测，发现 *HLA-DQA1**0401、0501 等位基因中移居男性 HAPC 的分布频率显著高于健康对照组，提示携

带 *HLA-DQA1**0401、0501 等位基因携带的人群可能易发 HAPC。

（2）缺氧诱导因子

在高原慢性缺氧环境的刺激下，缺氧诱导因子（hypoxia-inducible factor，HIF）的两个亚型（HIF-1、HIF-2）均被显著上调。HIF-1 在低氧环境活化后可调控多个下游基因的表达，增强细胞对低氧的耐受能力。HAPC 患者血清 HIF-1α 含量在缺氧环境下高表达；且 HAPC 患者血清 HIF-1α 含量与外周血单核细胞 HIF-1α mRNA 呈显著正相关，表明 HIF-1α 在 HAPC 的发生、发展过程中，起了很重要的作用。缺氧引起肾小管旁间质细胞内 HIF-1 表达增多，活性增高，HIF-1α 与缺氧反应元件结合后能促进促红细胞生成素（erythropoietin，EPO）、血管内皮生长因子（vascular endothelial growth factor，VEGF）等的表达，使 EPO 合成释放增多，促进造血，同时在控制的细胞生长和凋亡中有重要作用。

（3）促红细胞生成素

促红细胞生成素（erythropoietin，EPO）通过作用于其靶细胞上的 EPO 受体刺激骨髓多能干细胞向红细胞系列转化，促进红系原始细胞增生，缩短红细胞成熟时间，使骨髓中网织红细胞释放入血增加，而且可刺激 Hb 的合成，最终导致外周红细胞数量增加。同时低压缺氧时 VEGF 的浓度升高，血管通透性增加，蛋白的渗出作为营养和基质，为血管增生及新生血管形成提供了基础。新生血管生成与血管密度增加，有利于组织供氧，对适应高原缺氧有重要作用。

HIF-EPO 途径可能是引起 HAPC 的主要途径。HIF 能够刺激肾脏、肝脏等大量分泌 EPO，EPO 通过与造血器官的 EPO 受体结合，激活 JAK2 和 STAT-5 相关信号传导途径，进而上调膜蛋白、血红蛋白的表达，诱导红细胞大量增生，导致患者发生 HAPC。但也有学者研究发现急进高原的健康人 EPO 浓度显著高于 HAPC 患者和非 HAPC 患者，HAPC 患者和非 HAPC 患者 EPO 浓度无显著性差异，进而推断 EPO 有可能在急性缺氧期是促进红细胞生成的主要调节因子，在慢性缺氧期并非具有促红细胞生成的作用，因此血浆 EPO 水平的高低并不是 HAPC 发病的唯一因素。

（4）红细胞增生／凋亡失衡

未成熟红细胞凋亡减少也是 HAPC 重要的发病机制之一。正常情况下，Fas/FasL 介导的细胞凋亡与 EP 介导的细胞增生之间相互平衡制约，它们共同维持体内造血环境的稳定。成熟红细胞可通过促凋亡的方式负反馈调节未成熟红细胞的数目，其机制是成熟 RBC 表达高水平的 Fas 和 FasL，完全耐受 Fas 介导的凋亡，而未成熟 RBC 不表达 FasL，仅表达功能性 Fas 分子，FasL 阳性的成熟 RBC 在低水平和生理水平 EPO 下可诱导未成熟 RBC 发生凋亡。但在慢性缺氧条件下，EPO 水平明显升高，不能耐受红细胞的正常凋亡，导致红细胞大量增生。Fas 的可溶性分子

sFas 还可竞争性结合 FasL 进而抑制细胞凋亡。因此，未成熟红细胞的凋亡下调可能参与 HAPC 的发病。HAPC 患者细胞增生和凋亡是同时存在增强的，只不过细胞增生较凋亡更甚。HAPC 患者细胞凋亡的增加是机体在高原环境中的保护性机制之一，它对于 HAPC 患者红细胞过度生成、病情进一步发展具有重要的抑制作用。当机体红细胞的增生长期超过红细胞的凋亡，机体就会导致 HAPC；若机体红细胞凋亡机制发生紊乱，则 HAPC 进一步加重。

另外，红细胞膜流动性降低导致变形能力下降、红细胞聚集性增加、ATPase 活性降低，引起血液黏滞度升高，从而进一步加重了机体缺氧，形成"缺氧—红细胞增多—加重缺氧—红细胞进一步增多—缺氧"的恶性循环。

（5）血浆内皮素（ET）与一氧化氮（NO）的失衡

HAPC 患者血浆 ET 的含量显著高于同海拔的健康人，而 NO 含量明显降低，说明 HAPC 患者可能存在血管内皮细胞损伤并功能紊乱的因素。其机制可能是为适应高原缺氧下机体重要脏器的血氧供应，机体内皮细胞合成更多的 ET，ET 增加引起血管收缩、内皮损伤。而 NO 含量的降低，一方面血管内皮损伤导致一氧化氮合酶（NOS）活性降低，NO 也随之降低；另一方面 HAPC 患者机体内氧自由基代谢发生异常，脂质过氧反应增强，使机体产生更多的氧自由基，导致 NO 灭活。

（6）血清炎性因子

炎性因子 IL-1β、IL-2、TNF-α 等参与调控 EPO 和 HIF-1α 等相关因素，使得机体产生更多的氧自由基，造成氧自由基代谢紊乱，加之细胞增生、凋亡和坏死，致使组织细胞出现炎症性病变。研究发现，长期处于高原缺氧环境的 HAPC 患者 IL-3、HIF-1α 表达升高，促进了 EPO 的表达上调；IL-1β 虽然促进 HIF-1α 表达，但抑制了 EPO 的表达，可能与部分 HAPC 患者发病后 EPO 表达不增高有关。

（7）活性氧

活性氧（reactive oxygen species，ROS）包括超氧化物阴离子和自由基等，是需氧细胞在代谢反应和各种相应刺激作用下产生的。缺氧情况下，细胞可产生 ROS。缺氧可将细胞内蛋白酶、脂肪氧合酶 A 等酶激活，并促使黄嘌呤脱氢酶（xanthine dehydrogenase，XD）向黄嘌呤氧化酶（xanthine oxidase，XO）转化，促进多种自由基生成，利于 ROS 生成。ROS 对 HIF-1 具有重要调节作用。HIF-1 为缺氧应答的全局性调控因子，对缺氧具有特异感受性，参与体内许多缺氧反应性基因的转录调节，也可参与众多基因的调节，从而完成细胞能量代谢、离子代谢、儿茶酚胺代谢。其中包括 EPO、VEGF、葡萄糖转运蛋白 -1（glucose transporter protein，GTP-1）等。

24. 高原红细胞增多症的临床表现

（1）全身临床表现

本病临床症状轻重不一，复杂多变。国外学者总结高原红细胞增多症的主要症状为头痛、气短、乏力、精神萎靡、心悸、睡眠障碍、耳鸣、食欲差，伴有发绀、结膜毛细血管充血扩张、肌肉和（或）关节痛、杵状指（趾）、手指脚趾麻木、感觉异常等。部分患者可出现鼻出血、牙龈出血、皮肤黏膜出血点或淤斑。重症患者可有剧烈头痛及呕吐，伴或不伴不同程度的意识障碍。此外，女性月经不调、男性阳痿、性欲减退等症状也有报道。

发绀是本病的主要体征，大部分患者有不同程度的发绀，表现为口唇、面颊部、耳郭边缘、指（趾）甲床等部位呈青紫色，面部毛细血管扩张呈紫红色条纹，形成了本病特有的面容，即"高原多血面容"，眼结合膜高度充血，舌质紫色，舌苔厚而干裂，舌咽黏膜呈黑或青紫色，部分患者有杵状指、指甲凹陷，部分患者有颜面和下肢水肿，肝脾可增大，心律一般规则，少数患者有心动过缓，或伴窦性心律不齐，部分病例心尖区及肺动脉瓣区可闻及Ⅰ～Ⅱ级杂音，肺动脉第二心音亢进或分裂，血压可高可低，脉压较小。

另外，高原红细胞增多症还可导致胃肠黏膜损伤，从而出现水肿、糜烂、溃疡等病变，甚至引起消化道出血而危及生命。其发病机制可能与氧自由基损伤、胃肠道微循环障碍以及免疫损伤有关。

（2）眼部临床表现

高原红细胞增多症的眼部表现主要为眼结膜血管充盈扩张，可呈螺旋状改变；眼底视网膜静脉高度扩张、迂曲、充盈，呈紫红色或紫黑色，静脉管径粗细不均，动静脉交叉处远端静脉膨大，可呈串珠状或腊肠状，静脉管径增粗，可比原来的管径宽2～3倍，动静脉比例可达到2：5；视盘可见边界模糊、充血、水肿；少数可见视网膜片状出血及渗出，可能并发视网膜中央静脉阻塞或分支静脉阻塞。高原红细胞增多症眼部表现与红细胞增多症的程度密切相关，随着红细胞及血红蛋白的增加，出现眼部病变的概率也随之增加。

25. 高原红细胞增多症的治疗

高原红细胞增多症的发病机制具有复杂性和特殊性，目前有效的治疗包括改善缺氧和药物治疗，其中药物治疗包括西医疗法、中医疗法和藏医疗法等。

（1）改善缺氧

高原红细胞增多症的根本原因是由组织缺氧引起的红细胞增生过度，因此最有效的治疗方法是脱离低氧环境，方法包括：①间歇吸氧：可使用鼻导管或面罩低流量吸氧。轻型患者吸氧可明显减轻症状，但重型患者因机体的氧运输能力严重受损，单纯吸氧并不能改善症状，吸氧的同时需给予药物治疗。②高压氧治疗：高压氧可增加动脉血氧含量，提高血氧饱和度，纠正酸中毒，改善临床症状。有研究证实高压氧可使红细胞生成受到抑制、脆性增加，造成红细胞和血红蛋白明显减少，从而打断红细胞因缺氧而过度增生的恶性循环。

（2）西药治疗

西医疗法是临床中常用的一类治疗手段。高原红细胞增多症患者血流动力学改变主要表现为血流不畅、血流缓慢、血液黏度较大。采用低分子量肝素、阿司匹林、丹参滴丸联合用药方案对高原红细胞增多症的治疗较单独用丹参滴丸的治疗效果明显提高，可见低分子量肝素、阿司匹林、丹参滴丸在高原红细胞增多症治疗中具有显著疗效，但是联合应用比单纯用药疗效更为显著。由于高原红细胞增多症发病机制与 EPO 生成过多有关，腺苷（AD）参与 EPO 合成调节，而 RBC 膜收缩蛋白异常致 RBC 变形力降低，骨髓造血细胞对 EPO 过度敏感，骨髓红系祖细胞凋亡减少等亦是高原红细胞增多症发病因素。因此，血管紧张素转换酶抑制剂对纤溶抑制状态有效；乙酰唑胺可降低红细胞压积和 EPO 水平，提高 PaO_2 和 SaO_2；AD 受体拮抗剂茶碱类，可减少 EPO 与 RBC 生成，提高肺通气量。

（3）中药治疗

中医学对高原红细胞增多症的治疗有其独特之处，治疗主要以活血化瘀为主，兼补气养阴、清热利湿。据报道其临床疗效明显，不良反应较少，其中补气的药物主要有黄芪、红景天、人参、刺五加等，由于高原红细胞增多症的血液学特征，采用博大精深的中医藏医方法对该疾病进行治疗具有确切疗效。研究表明，藏医放血疗法具有一定治疗效果，同时中成药注射用红花黄色素配合口服藏药治疗具有良好协同作用。

（4）藏医治疗

藏医药在预防和治疗高原红细胞增多症患者方面有得天独厚的优势和显著的特色，藏医药结合吸氧、放血、中医药等联合治疗效果显著。藏医认为高原红细胞增多症属于多血症，根据人体分型对其进行辨证论治，对高原红细胞增多症患者有特色饮食疗法。目前最首选的藏药复方为二十五味余甘子丸，三果汤、十六味杜鹃花丸、佐木阿汤、十八味檀香丸、十五味沉香丸等复方制剂及藏红花、红景天、沙棘等藏药单方，对预防及治疗高原红细胞增多症患者起到积极的作用。

（5）放血疗法和低频旋转磁场

单纯放血治疗仅用于高原红细胞增多症重型患者短期改善症状，一次放血量 200 ～ 300 mL，同时静脉滴注等量或倍量的稀释液扩容，如低分子右旋糖酐、新鲜血浆或复方氯化钠溶液等。

临床大多采用放血疗法结合中药（调气和血汤等）或藏药（十六味杜鹃丸、三果汤等）内服治疗高原红细胞增多症患者，该方法能明显降低患者红细胞数、血红蛋白含量和红细胞压积，疗效显著，但相关机制目前还不明确，有待进一步研究。

研究报道，采用低频旋转磁场对高原红细胞增多症患者治疗14天后，患者临床症状有所改善，红细胞计数、红细胞压积、血尿酸水平均有降低，血红蛋白浓度也有降低且稳定，说明旋转磁场在高原红细胞增多症患者的治疗中有一定的疗效，但由于设备庞大、治疗时间过长、样本量少（仅6例），其疗效有待进一步确认。

综上所述，高原红细胞增多症作为一种多发性的高原疾病，对高原地区人民的健康产生严重危害。为了寻求更有效的治疗方案，必须对高原红细胞增多症的发病机制和诊断治疗进行更进一步的临床研究，从而为高原地区临床防治高原红细胞增多症提供有意义的理论依据［资料来源：康龙丽，刘丽军，张玉涛，等. 高原红细胞增多症的研究进展. 国外医学（医学地理分册），2018，39（3）：267-271.］。

26. 高原红细胞增多症的病例精解

【病历摘要】

患者，男性，32岁，因右眼突然视力下降1周于2018年7月5日就诊我院。间歇伴头晕头痛；无眼痛、眼胀、畏光流泪，无视物变形及视色改变，无其他全身不适。否认有全身性疾病，在拉萨工作 7 年。BP 141/81 mmHg。

眼科检查：右眼 BVCA 0.1，左眼 1.0，双眼眼压 11 mmHg，右眼 RAPD（+），眼科影像检查。患者脑部 MRI 正常，颈部及腹部彩超未见异常。

血液检查：RBC $7.59 \times 10^{12}/L$，Hb 207 g/L，HCT 0.679 L/L，MCHC 297 g/L。外周血基因检测：*JAX2* 基因 V617F 突变阴性。

【诊断及治疗】

高原红细胞增多症；双眼视网膜静脉阻塞。

给予右眼抗 VEGF、双眼底激光及内科辅助治疗，改变生活环境。

高原眼病的展望

　　国内外关于高原眼病的研究主要集中在病例报道、临床观察及流行病学调查方面，高原眼病发病机制和防治措施的研究仍十分少见，特别是高原眼病相关模型的建立，这方面需要更多、更深入的研究进一步探讨，从而推进高原医学的发展。

　　随着高原休闲、探险、旅行和经济的不断发展，高原眼病的防治、流行病学调查及相关的研究成为关注焦点。今后应该加强对高原地区眼病的流行病学调查，不但要对急性高原病及其眼部表现进行深入研究，而且也要对慢性高原病及世居藏族眼部及全身适应性改变进行探讨。从而为西部高原地区防盲治盲工作提供可靠的数据，给众多高原眼病患者带来福音。

　　此外，患有慢性或全身性疾病的人群前往高原地区其高原病的发病率及缺氧对原发病的影响研究尚属空白，需要更多流行病学数据和实验研究进一步探讨。中药辨证防治高原眼病需要更深入的基础研究和临床试验，以推广中药在高原疾病中的应用。

附录：常用高原医学术语速查

低氧耐力（hypoxic tolerance）：机体或组织细胞于先天或后天获得的和在一定生理范围内对低氧刺激可承受的能力。

低氧血症（hypoxaemia）：循环血液携带的氧含量减少所产生的征象。当动脉血氧分压小于 8 Kpa（60 mmHg）、血氧饱和度小于 90% 时即为低氧血症。

高原（high altitude）：在医学上，高原是指人体产生明显生物学效应的海拔 3000 m 以上地域。

高原病（high-altitude sickness）：发生于高原低氧环境中的一种特发性疾病，分急性和慢性两大类。急性高原病（acute mountain sickness，AMS）指高原暴露时，因高原低氧而在数小时至数天内出现的临床综合征，包括急性高原反应、高原肺水肿和脑水肿。慢性高原病（chronic mountain sickness，CMS）指发生于高原暴露半年以上的高原移居者和原有高原病症状迁延不愈者以及少数高原世居者中的一种高原病，包括高原血压异常（高原高血压和低血压）、高原心脏病、高原红细胞增多症和高原衰退。

高原低氧（high altitude hypoxia）：高原地区的大气氧分压和氧含量低于海平面的一种状态。

高原红细胞增多症（high altitude polycythemia）：移居高原后，体内红细胞和血红蛋白异常增多的一种慢性高原病。

高原环境（high altitude environment）：高原地区所处的各种自然因素的总和。

高原气候（high altitude climate）：高原地区的自然气候因素。主要特点：大气压和氧分压低、气温低、湿度低、风速大、日照充足及辐射强。

高原世居者（high altitude natives）：世代居住在高原并已基本适应在高原生存的人或人群。

高原适应（high altitude adaptation）：高原上的人群或动物种系为能在高原上生存所产生的一种非可逆性、可遗传的形态结构、生理和生化方面的特征性改变过程。

高原习服（high altitude acclimatization）：处于高原环境中，因低氧等因素刺激机体产生一种可逆的、非遗传性的代偿性变化，从而在高原低氧环境中具有较好生活能力的过程。

高原医学（high altitude medicine）：一门研究高原环境因素

对人体影响的特点与规律、高原病和其他与高原环境有关疾病的发病与防治以及高原习服与适应的环境医学。

高原移居者（high altitude immigrants）：由平原进入高原或由高原进入更高海拔高度的人或人群。

急性低氧（acute hypoxia）：经数分钟或数天产生的低氧过程。

慢性低氧（chronic hypoxia）：经数周至 10 年或反复处于低氧环境中而产生的低氧过程。

参考文献

1. HONIGMAN B, NOORDEWIER E, KLEINMAN D, et al. High altitude retinal hemorrhages in a colorado skier. High Alt Med Biol, 2001, 2（4）: 539-544.

2. WILLMANN G, FISCHER M D, SCHATZ A, et al. Retinal vessel leakage at high altitude. JAMA, 2013, 309（21）: 2210.

3. WIEDMAN M, TABIN G C. High-altitude retinopathy and altitude illness. Ophthalmology, 1999, 106（10）: 1924-1927.

4. SINGH I, KHANNA P K, SRIVASTAVA M C, et al. Acute mountain sickness. N Engl J Med, 1969, 280（4）: 175-184.

5. BLOCH K E, TURK A J, MAGGIORINI M, et al. Effect of ascent protocol on acute mountain sickness and success at muztagh Ata, 7546 m. High Alt Med Biol, 2009, 10（1）: 25-32.

6. KAUR C, FOULDS W S, LING E A. Blood-retinal barrier in hypoxic ischaemic conditions: basic concepts, clinical features and management. Prog Retin Eye Res, 2008, 27（6）: 622-647.

7. AIJAZ S, BALDA M S, MATTER K. Tight junctions: molecular architecture and function. Int Rev Cytol, 2006, 248: 261-298.

8. VINORES S A, XIAO W H, SHEN J K, et al. TNF-α is critical for ischemia-induced leukostasis, but not retinal neovascularization nor VEGF-induced leakage. J

Neuroimmunol，2007，182（1/2）：73-79.

9. LAI P H，LI T，YANG J，et al. Upregulation of stromal cell-derived factor 1（SDF-1）expression in microvasculature endothelial cells in retinal ischemia-reperfusion injury. Graefes Arch Clin Exp Ophthalmol，2008，246（12）：1707-1713.

10. SPOERRI P E，AFZAL A，LI CALZI S L，et al. Effects of VEGFR-1，VEGFR-2，and IGF-IR hammerhead ribozymes on glucose-mediated tight junction expression in cultured human retinal endothelial cells. Mol Vis，2006，12（12）：32-42.

11. MUSCH M W，WALSH-REITZ M M，CHANG E B. Roles of ZO-1，occludin，and actin in oxidant-induced barrier disruption. Am J Physiol Gastrointest Liver Physiol，2006，290（2）：222-231.

12. XIN X R，DANG H，ZHAO X J，et al. Effects of hypobaric hypoxia on rat retina and protective response of resveratrol to the stress. Int J Med Sci，2017，14（10）：943-950.

13. 黄海香，张文芳，杨义，等. 红景天对模拟高海拔缺氧的大鼠视网膜组织形态以及缺氧诱导因子表达的影响. 中华眼底病杂志，2014，30（6）：599-603.

14. BREIDER M A，ULLOA H M，PEGG D G，et al. Nitro-imidazole radiosensitizer-induced toxicity in cynomolgus monkeys. Toxicol Pathol，1998，26（5）：651-656.

15. KOBAYASHI T，OKU H，FUKUHARA M，et al. Endothelin-1 enhances glutamate-induced retinal cell death，possibly through ETA receptors. Invest Ophthalmol Vis Sci，2005，46（12）：4684-4690.

16. SCHATZ A，WILLMANN G，FISCHER M D，et al. Electroretinographic assessment of retinal function at high altitude. J Appl Physiol（1985），2013，115（3）：365-372.

17. WILLIS C L，LEACH L，CLARKE G J，et al. Reversible disruption of tight junction complexes in the rat blood-brain barrier，following transitory focal astrocyte loss. Glia，2004，48（1）：1-13.

18. KAUR C，SIVAKUMAR V，YONG Z，et al. Blood-retinal barrier disruption and ultrastructural changes in the hypoxic retina in adult rats：the beneficial effect of

melatonin administration. J Pathol, 2007, 212（4）: 429-439.

19. ASCASO F J, NERÍN M A, VILLÉN L, et al. Acute mountain sickness and retinal evaluation by optical coherence tomography. Eur J Ophthalmol, 2012, 22(4): 580-589.

20. HIRUKAWA-NAKAYAMA K, HIRAKATA A, TOMITA K, et al. Increased choroidal thickness in patient with high-altitude retinopathy. Indian J Ophthalmol, 2014, 62（4）: 506-507.

21. YOSHIDA S, YOSHIDA A, ISHIBASHI T. Induction of IL-8, MCP-1, and bFGF by TNF-α in retinal glial cells: implications for retinal neovascularization during post-ischemic inflammation. Graefes Arch Clin Exp Ophthalmol, 2004, 242（5）: 409-413.

22. GUSTAVSSON C, AGARDH E, BENGTSSON B, et al. TNF-α is an independent serum marker for proliferative retinopathy in type 1 diabetic patients. J Diabetes Complicat, 2008, 22（5）: 309-316.

23. HARTMANN G, TSCHÖP M, FISCHER R, et al. High altitude increases circulating interleukin-6, interleukin-1 receptor antagonist and C-reactive protein. Cytokine, 2000, 12（3）: 246-252.

24. NEUMANN T, BAERTSCHI M, VILSER W, et al. Retinal vessel regulation at high altitudes1. Clin Hemorheol Microcirc, 2016, 63（3）: 281-292.

25. BAERTSCHI M, DAYHAW-BARKER P, FLAMMER J. The effect of hypoxia on intra-ocular, mean arterial, retinal venous and ocular perfusion pressures. Clin Hemorheol Microcirc, 2016, 63（3）: 293-303.

26. DESAI D, HE S Q, YORIO T, et al. Hypoxia augments TNF-α-mediated endothelin-1 release and cell proliferation in human optic nerve head astrocytes. Biochem Biophys Res Commun, 2004, 318（3）: 642-648.

27. RAJA W, MUKHTAR A. High altitude retinopathy presenting as central retinal vein occlusion in a soldier. J Coll Physicians Surg Pak, 2017, 27（12）: 780-782.

28. URNER M, HERRMANN I K, BOOY C, et al. Effect of hypoxia and

dexamethasone on inflammation and ion transporter function in pulmonary cells. Clin Exp Immunol, 2012, 169（2）: 119-128.

29. ZHENG C R, CHEN G Z, YU J, et al. Inhaled budesonide and oral dexamethasone prevent acute mountain sickness. Am J Med, 2014, 127（10）: 1001-1009.

30. LOW E V, AVERY A J, GUPTA V, et al. Identifying the lowest effective dose of acetazolamide for the prophylaxis of acute mountain sickness: systematic review and meta-analysis. BMJ, 2012, 345: e6779.

31. SHIMODA L A, LUKE T, SYLVESTER J T, et al. Inhibition of hypoxia-induced calcium responses in pulmonary arterial smooth muscle by acetazolamide is independent of carbonic anhydrase inhibition. Am J Physiol Lung Cell Mol Physiol, 2007, 292（4）: L1002-L1012.

32. TEPPEMA L J, BALANOS G M, STEINBACK C D, et al. Effects of acetazolamide on ventilatory, cerebrovascular, and pulmonary vascular responses to hypoxia. Am J R espir Crit Care Med, 2007, 175（3）: 277-281.

33. BASNYAT B, HARGROVE J, HOLCK P S, et al. Acetazolamide fails to decrease pulmonary artery pressure at high altitude in partially acclimatized humans. High Alt Med Biol, 2008, 9（3）: 209-216.

34. 贾茜钰, 刘勤, 张书, 等. 黄芪注射液对模拟高原缺氧环境大鼠视网膜缺氧诱导因子 -1α、p53 表达的影响. 中华眼底病杂志, 2016, 32（4）: 423-427.

35. 国际高原医学会慢性高原病专家小组. 第六届国际高原医学和低氧生理学术大会颁布慢性高原病青海诊断标准. 青海医学院学报, 2005, 26（1）: 3-5.

36. RICHALET J P, RIVERA M, BOUCHET P, et al. Acetazolamide: a treatment for chronic mountain sickness. Am J Respir Crit Care Med, 2005, 172（11）: 1427-1433.

37. 吴天一. 我国高原医学研究进展（热烈祝贺中华医学会成立九十周年）. 高原医学杂志, 2005, 15（1）: 1-8.

38. YI X, LIANG Y, HUERTA-SANCHEZ E, et al. Sequencing of 50 human exomes reveals adaptation to high altitude. Science, 2010, 329（5987）: 75-78.

39. SIMONSON T S，YANG Y Z，HUFF C D，et al. Genetic evidence for high-altitude adaptation in Tibet. Science，2010，329（5987）：72-75.

40. XU S H，LI S L，YANG Y J，et al. A genome-wide search for signals of high-altitude adaptation in Tibetans. Mol Biol Evol，2011，28（2）：1003-1011.

41. 陈郁，蒋春华，罗勇军，等. EPAS1 基因 rs6756667 及 rs7583392 多态性与汉族男性高原红细胞增多症的相关性研究. 解放军医学杂志，2012，37（12）：1120-1124.

42. 青格乐图，耿排力，吕同德，等. HLA-DQA1、-DQB1 基因多态性与高原红细胞增多症的相关性研究. 中国免疫学杂志，2009，25（3）：240-242，246.

43. WEIDEMANN A，JOHNSON R S. Biology of hif-1α. Cell Death Differ，2008，15（4）：621-627.

44. BRUICK R K. Expression of the gene encoding the proapoptotic nip3 protein is induced by hypoxia. Proc Natl Acad Sci USA，2000，97（16）：9082-9087.

45. 苏娟，贾乃镛，李占全，等. 高原红细胞增多症患者骨髓单个核细胞磷酸化 STAT5 和 p38-MAPK 水平研究. 中华血液学杂志，2008，29（12）：836-837.

46. 靳国恩，曹越，杨应忠，等. 血清促红细胞生成素水平变化与高原红细胞增多症的关系. 中华医学杂志，2006，86（10）：708-709.

47. DE MARIA R，TESTA U，LUCHETTI L，et al. Apoptotic role of fas/fas ligand system in the regulation of erythropoiesis. Blood，1999，93（3）：796-803.

48. 于前进，孔佩艳，曾东风，等. 蛋白芯片检测高原红细胞增多症患者血清炎症细胞因子表达的探索研究. 中国输血杂志，2015，28（3）：251-255.

49. DIEBEL L N，LIBERATI D M，DULCHAVSKY S A，et al. Enterocyte apoptosis and barrier function are modulated by *SIgA* after exposure to bacteria and hypoxia/reoxygenation. Surgery，2003，134（4）：574-580.

出版者后记
Postscript

科学技术文献出版社自1973年成立即开始出版医学图书，50余年来，医学图书的内容和出版形式都发生了很大的变化，这些无一不与医学的发展和进步相关。《中国医学临床百家》从2016年策划至今，感谢700余位权威专家对每本书、每个细节的精雕细琢，现已出版作品近300种。2018年，丛书全面展开学科总主编制，由各个学科权威专家指导本学科相关出版工作，我们以饱满的热情迎来了《中国医学临床百家》丛书各个分卷的诞生，也期待着《中国医学临床百家》丛书的出版工作更加科学与规范。

近几年，中国的临床医学有了很大的发展，在国际医学领域也开始崭露头角。以首都医科大学附属北京天坛医院牵头的CHANCE研究成果改写美国脑血管病二级预防指南为标志，中国一批临床专家的科研成果正在走向世界。但是，这些权威临床专家的科研成果多数首先发表在国外期刊上，之后才在国内期刊、会议中展现。如果出版专著，又为多人合著，专家个人的观点和成果精华被稀释。为改变这种零落的展现方式，作为科技部主管、中国科学技术信息研究所主办的中央级综合性科技出版机构，我们有责任为中国的临床医师提供一个系统展示临床研究成果的舞台。为此，我们策划出版了这套高端医学专著——《中国医学临床百家》丛书。

"百家"既指临床各学科的权威专家，也取百家争鸣之义。

丛书中每一本书阐述一种疾病的最新研究成果和专家观点，按年度持续出版，强调医学知识的权威性和时效性，以期细致、连续、全面展示我国临床医学的发展历程。与其他医学专著相比，本丛书具有出版周期短、持续性强、主题突出、内容精练、阅读体验佳等特点。在图书出版的同时，同步通过万方数据库等互联网平台进入全国的医院，让各级临床医师和医学科研人员通过数据库检索到专家观点，并能迅速在临床实践中得以应用。

在与作者沟通过程中，他们对丛书出版的高度认可给了我们坚定的信心。北京协和医院邱贵兴院士说"这个项目是出版界的创新……项目持续开展下去，对促进中国临床学科的发展能起到很大作用"。北京大学第一医院霍勇教授认为"百家丛书很有意义"。我们感谢这么多临床专家积极参与本丛书的写作，他们在深夜里的奋笔，感动着我们，鼓舞着我们，这是对本丛书的巨大支持，也是对我们出版工作的肯定，我们由衷地感谢作者的支持与付出！

在传统媒体与新兴媒体相融合的今天，打造好这套在互联网时代出版与传播的高端医学专著，为临床科研成果的快速转化服务，为中国临床医学的创新和临床医师诊疗水平的提升服务，我们一直在努力！

科学技术文献出版社